DES EAUX MINÉRALES

DE PLOMBIÈRES

DES EAUX MINÉRALES

DE PLOMBIÈRES

ET DE

LEUR EMPLOI DANS LE TRAITEMENT

DES MALADIES CHRONIQUES

DU

TUBE DIGESTIF

PAR

LE Dr C. LECLERE

ANCIEN INTERNE DES HÔPITAUX DE PARIS,
MÉDECIN AUX EAUX DE PLOMBIÈRES.

PARIS

ADRIEN DELAHAYE, LIBRAIRE-EDITEUR

PLACE DE L'ÉCOLE-DE-MÉDECINE

1869

CHAPITRE PREMIER.

DES MALADIES CHRONIQUES EN GÉNÉRAL.

L'étude des eaux minérales est intimement liée à la connaissance des maladies chroniques ; les établissements thermaux, en effet, sont la clinique de ces maladies ; c'est là qu'on peut voir réunies les diverses variétés d'une même maladie constitutionnelle, qu'on peut suivre son évolution, ses rapports et ses transformations. Il n'est pas rare, dans la pratique thermale, d'assister aux premières manifestations d'une maladie chronique, lorsque, non déterminée encore, elle a cependant produit des troubles fonctionnels qui ont résisté à tous les agents thérapeutiques employés. On peut la voir à une période plus avancée, quand elle s'est fixée sur un organe ou sur des tissus similaires, et que le traitement ordinaire est impuissant à la combattre. Enfin, lorsque la maladie est devenue plus grave, qu'elle a amené une altération de la constitution, c'est encore aux eaux minérales qu'on vient demander une modification salutaire. Mais, si dans les établissements thermaux il est possible d'observer d'une manière plus complète les maladies chroniques, il n'est pas moins vrai que leur étude a, pour tous les médecins, une importance considérable : leur fréquence dans la pratique, l'obscurité de leur origine et de leur nature, la gravité de leurs terminaisons et la difficulté de leur traitement, expliquent suffisamment cet intérêt. A toutes les époques, on a vu les esprits les plus éclairés tenter de donner de ces maladies une théorie conforme à leurs idées doctrinales. Notre intention n'est pas d'entrer dans ces discussions d'un autre âge et qui n'ont plus aujourd'hui qu'un intérêt purement historique.

Nous voulons seulement montrer l'influence pernicieuse qu'exercent les maladies chroniques, lorsqu'on les laisse se développer, et notre but est de chercher les moyens de les combattre dès leur origine ou pendant leur évolution.

Les maladies chroniques sont très-souvent observées dans la pratique; les modes divers de leur production expliquent cette fréquence :

1° L'individu peut les créer de toutes pièces, sous l'influence de conditions multiples contagieuses ou autres.

« La plupart des maladies chroniques, dit M. Gueneau de Mussy (1), ont leur racine dans l'organisme même; le plus souvent on peut imputer leur origine à des influences extérieures longtemps prolongées, à l'abus persévérant des facultés organiques, à des troubles violents et souvent répétés, causés par les emportements des passions ou par les douleurs de l'âme. On les appelle constitutionnelles pour exprimer qu'elles sont dues à une modification générale et profonde de l'être vivant. »

2° Ce n'est que dans le plus petit nombre des cas que les maladies chroniques succèdent à des maladies aiguës prolongées ou incomplétement guéries. En effet, beaucoup de maladies aiguës ne sont que des accidents dans

____

(1) G. de Mussy. *De l'Angine granuleuse.* Introduction.

l'évolution des maladies chroniques, des phases de leur développement ou des manifestations passagères d'éléments morbides latents, qui déjà ont pris droit de domicile dans l'organisme.

3° Mais ce ne sont pas les seuls modes de genèse des maladies chroniques.

L'individu peut les apporter en naissant, qu'il en soit l'héritier direct ou indirect. Ce n'est pas ici le lieu d'insister sur les modes divers d'hérédité, de se demander si les espèces morbides se transmettent pures et intactes, ou bien si une maladie déterminée peut donner lieu dans la progéniture à des espèces variables et à des produits plus ou moins hybrides; si, par exemple, une maladie nerveuse, quelque légère qu'elle soit, peut transmettre une chorée ou une épilepsie confirmée (Trousseau); si la syphilis tertiaire peut provoquer, dans la descendance, des accidents scrofuleux (Hardy, Ricord); qu'il me suffise d'insister sur le rôle énorme de l'hérédité dans la production des maladies chroniques. Ce cadre même paraît s'étendre de plus en plus, et les travaux récents du Dr Morel ont établi l'influence des excès alcooliques, entre autres, sur la production de certaines dégénérescences.

Mais il est d'autres raisons que leur fréquence et leur origine qui rendent indispensable l'étude des maladies chroniques. Elles sont quelquefois latentes, et jusqu'à ce qu'une manifestation, déjà sérieuse, se produise, elles péuvent passer inaperçues aux yeux du médecin, dont l'attention n'est pas suffisamment fixée sur la prédisposition. Or, cette erreur peut avoir les conséquences les plus graves, tant à cause de la généralisation de la maladie que de l'altération que peut subir la constitution du malade.

« Les diathèses (1) jouent un rôle dominateur dans l'étiologie et le développement des maladies chroniques; souvent originelles, comme implantées dans le germe lui-même par les êtres qui lui ont donné naissance, elles éclatent, sous l'influence de causes occasionnelles, avec une énergie proportionnée à la puissance de ces causes et à la disposition de l'économie à en recevoir l'impression. Elles se propagent sous cette impulsion première ou sous l'action répétée des conditions qui en ont amené la première évolution. Une fois développées, elles s'emparent de l'organisme, deviennent une puissance, dont il est pour ainsi dire vassal et avec laquelle il doit compter. »

Les maladies chroniques sont des maladies générales, il est donc important d'en saisir les premières manifestations pour en prévenir, s'il est possible, de plus sérieuses. C'est ici que l'adage : « *Principiis obsta,* » est singulièrement applicable. La prédisposition elle-même mérite la plus sérieuse attention; elle doit toujours être traitée par des moyens hygiéniques et quelquefois médicamenteux.

Un homme, jeune encore, par exemple, est menacé de la goutte par hérédité directe ou indirecte; le laisserez-vous développer cette affection redoutable par une existence sans principes hygiéniques, lui permettrez-vous de mener une vie molle et oisive et de satisfaire sans réserve ses penchants et ses goûts. Ou bien, au contraire, instruit par ce qu'il vous dira de ses ascendants, ne le condamnerez-vous pas à une existence relativement active et frugale, et ne chercherez-vous pas à prévenir par

(1) G. de Mussy: *Loc. cit.*

une hygiène méthodique les accidents dont il est menacé ?
On ne guérit pas un goutteux, mais on peut empêcher,
par un régime convenable, les manifestations les plus fâcheuses de la goutte.

De même, pour les névropathies : vous percevez chez
un malade confié à vos soins une tendance aux névralgies ; ne chercherez-vous pas à modifier cette prédisposition en changeant ses habitudes, son régime, et en pres-
crivant un traitement approprié ? Ne devrez-vous pas
empêcher le développement d'autres névralgies, et la
généralisation de cet état névropathique, qui, débutant
par un point douloureux, peut se compliquer et donner
lieu à des troubles fonctionnels, à des désordres psy-
chiques et à toutes les manifestations de l'hypochondrie
confirmée ? D'autres maladies chroniques, la scrofule, le
rhumatisme, la dartre, etc., pourraient nous fournir également des exemples ; mais il est inutile d'insister plus
longuement sur une proposition aussi évidente : lorsqu'on a reconnu la prédisposition à une maladie chronique, il faut chercher par tous les moyens possibles à
modifier la constitution et combattre ses premières manifestations, quelque faibles qu'elles soient.

Un intérêt plus grand encore, s'il est possible, rend
indispensables la connaissance et le traitement des maladies chroniques, dès leur apparition.

Agir ainsi, en effet, n'est pas seulement combattre le
développement de la maladie, mais c'est encore prévenir
la détérioration de la constitution, qui sera toujours plus
ou moins altérée par l'existence d'une maladie chronique.

« La vie est une lutte (1), comme la définissait Bichat,

(1) G. de Mussy. *Loc. cit.*

une résistance de la force individuelle contre les forces
générales qui tendent à l'absorber. Toutes les influences
morbifiques ont d'autant plus de prise sur l'économie,
que sa force de résistance est moins développée. Cette
loi est applicable non-seulement aux causes pathogéni-
ques qui l'attaquent du dehors, aux impressions produites par les agents extérieurs, mais à l'évolution des
germes morbides que nous apportons en naissant. »

Toute maladie chronique est par elle-même une cause
de troubles fonctionnels et d'altération de la constitution. Nous avons déjà fait pressentir à quelles conséquences fâcheuses pouvaient conduire le développement
de la goutte ou la généralisation de l'état névropathique;
il nous suffirait, pour justifier notre proposition, de dé-
crire l'état languissant et vraiment digne de pitié de ces
malheureux hypochondriaques dont la souffrance est de
tous les instants. Il en est de même d'un malade, atteint
de rhumatisme chronique, qui est obligé de se condam-
ner au repos et d'abandonner ses plaisirs et ses exercices
favoris; bientôt ses fonctions digestives se troublent, sa
nutrition languit, et sa constitution reçoit, à la longue,
de sérieuses atteintes de cette contrainte imposée à son
existence.

La constitution peut subir des altérations plus profondes encore, lorsque la diathèse se développe sur un
mauvais terrain. Supposons un homme jeune, à tempérament lymphatique, à prédisposition rhumatismale,
chez lequel on laisse s'implanter cette prédisposition;
on verra d'abord le rhumatisme ne donner lieu qu'à des
expressions vagues et superficielles; mais peu à peu ses
manifestations deviendront plus fixes et plus profondes;
il pourra se localiser sur une articulation, s'y développer

lentement, amener quelques altérations de tissus, puis des lésions de plus en plus sérieuses, et enfin une véritable tumeur blanche sera l'aboutissant de la diathèse rhumatismale évoluant sur un terrain scrofuleux.

L'herpétisme lui-même, alors que ses manifestations sont encore limitées à la peau, est une cause de troubles fonctionnels et d'altération de la constitution.

Le prurit du lichen empêche le sommeil et la réparation des forces; la sécrétion de l'eczéma enlève à l'économie des liquides qu'une nutrition souvent languissante lui restitue difficilement; la suspension des fonctions de la peau, dans une éruption étendue, n'est-elle pas aussi une cause puissante de trouble pour l'organisme? Lorsque l'herpétisme ne reste pas fixé au tégument externe, ne voyons-nous pas se produire des désordres plus graves encore: si l'asthme sec ou humide, par exemple, succède à la manifestation cutanée, l'hématose devient incomplète et les organes ne reçoivent qu'un sang plus ou moins impropre à l'accomplissement des actes de la nutrition.

Les maladies chroniques locales, de même que les maladies constitutionnelles, amènent, par le fait de leur évolution, une altération de la constitution.

Un malade est atteint d'entérite chronique; si le traitement, secondé par un régime approprié, ne vient pas arrêter les troubles intestinaux, on verra bientôt la nutrition rétrograder, s'altérer, de manière à produire l'amaigrissement, la perte des forces, l'anémie, etc.

Il en est de même pour les maladies chroniques de l'utérus. Les femmes chez lesquelles on laisse s'enraciner une affection utérine sont un triste exemple de l'influence des maladies chroniques sur la constitution même la plus forte et la plus vigoureuse.

Condamnées au repos absolu, au lit ou à la chaise longue, pendant des mois entiers, sinon des années, elles tournent dans un véritable cercle vicieux. Pour ne pas aggraver l'état local, elles ne doivent pas marcher, et cette inertie empêche les fonctions de nutrition de s'accomplir ; à cette période, il y a une action réciproque, également fâcheuse, de l'état local sur l'état général, et de l'état général sur l'état local.

Ces faits sont connus de toute antiquité ; la science contemporaine, en précisant davantage la pathogénie, en a donné une explication plus satisfaisante. Nos connaissances physiologiques modernes se sont accrues ; la méthode déductive a remplacé les idées *a priori*, l'expérimentation s'est substituée à l'hypothèse ; mais le fait clinique a été de tout temps observé, et la médecine traditionnelle avait depuis des siècles noté l'effet déplorable d'une maladie chronique sur la constitution de l'individu qui en est atteint.

Quelques développements sont ici nécessaires ; ils sont, du reste, directement liés à notre sujet, et nous en tirerons quelques indications utiles lorsque nous nous occuperons de la thérapeutique.

Toute maladie chronique a pour effet, avons-nous dit, de produire une altération de la constitution ; mais en quoi consiste cette altération, et comment se produit-elle ? Voilà la question que nous avons à examiner.

Si on laisse évoluer naturellement une maladie chronique constitutionnelle, on voit, quel que soit l'organe primitivement atteint ou la fonction originellement pervertie, que les troubles ne restent pas longtemps isolés.

Tout l'organisme est frappé presque dès le début, et on voit successivement, à mesure que la maladie progresse, les grandes fonctions s'altérer, la nutrition languir et rétrograder, le sang et les tissus dégénérer, et enfin l'état cachectique être l'expression ultime des diverses irradiations mobides.

1° Chez tous les individus atteints de maladies chroniques, on observe des troubles des fonctions digestives ; ces troubles sont suscités par la maladie elle-même, soit directement, soit sympathiquement, ou par les conditions hygiéniques défavorables auxquelles les malades sont condamnés. L'appétit diminue ou se perd complétement, l'estomac devient paresseux et se refuse à recevoir les aliments ou les élabore d'une manière insuffisante.

La dyspepsie complique presque toutes les maladies chroniques ; quelquefois primitive, elle est le plus souvent sympathique des souffrances d'un organe éloigné. Beau, on le sait, en faisait la clef de voûte de la pathologie tout entière ; son seul tort est d'avoir exagéré le nombre des dyspepsies initales, tandis que la plupart ne sont que le résultat secondaire d'autres états morbides. Mais le fait, en lui-même, c'est-à-dire l'influence immense des troubles gastriques sur les altérations de la nutrition dans les maladies chroniques, est d'une observation journalière.

L'intestin et ses annexes participent aux désordres fonctionnels de l'estomac ; l'action hématopoïétique du foie est enrayée, la digestion intestinale si complexe et si importante ne se fait plus qu'incomplétement, la diarrhée chronique consécutive et la lientérie sont la conséquence de l'inertie de l'intestin et du trouble de ses fonctions.

La nutrition se trouve donc atteinte dans son principe, c'est-à-dire par insuffisance de la réparation, lorsqu'une maladie chronique, quelle qu'elle soit, a troublé sympathiquement les fonctions digestives. Cette altération de la nutrition est bien plus profonde encore, lorsque c'est le texte digestif lui-même qui est le siége primitif de la lésion, aussi observe-t-on un amaigrissement rapide dans toutes les dyspepsies graves, les affections organiques de l'estomac et de l'intestin, et de leurs annexes, et dans les diarrhées, les entérites et dysenteries chroniques.

2° Par suite de ce défaut dans l'alimentation, l'absorption est insuffisante, le sang, cette chair fondue et coulante ne se répare plus; il devient moins riche en matériaux de toutes sortes (albumine, globules, sels, etc.), de là l'amaigrissement, la disparition du tissu cellulaire sous-cutané, la diminution du volume des muscles, l'anémie, et les hydropisies qu'on rencontre dans toutes les maladies chroniques prolongées.

Les grandes fonctions de la circulation, de la respiration et de la calorification sont également troublées, aussi observe-t-on fréquemment, dans les maladies chroniques, de la dyspnée, des palpitations, des congestions partielles, et le refroidissement des extrémités.

Mais ce n'est pas seulement par l'absence de réparation que la nutrition est altérée dans les maladies chroniques, il y a encore des déperditions réelles qui deviennent un agent direct et très-puissant de détérioration : les suppurations abondantes et prolongées, les flux intestinaux, les catarrhes bronchiques ou autres, les sueurs profuses, l'albuminurie, la glycosurie, les hémorrhagies soustraient sans cesse, à l'économie, les matériaux plastiques de la nutrition. Dans les affections dartreuses chroniques, la quantité des liquides sécrétés ou des produits épidermiques éliminés sont des pertes réelles pour l'organisme.

Nous venons de voir la nutrition altérée par le défaut de réparation et par des déperditions exagérées, mais ce ne sont pas les seules causes de trouble qu'on rencontre dans les maladies chroniques ; en effet, pour que l'équilibre se maintienne dans l'économie et que la nutrition soit normale, il est nécessaire que le sang porte aux tissus des éléments suffisamment réparateurs, tandis que les cellules lui restituent les produits de l'assimilation et certains matériaux destinés à l'élimination. Si les sécrétions sont irrégulières, l'équilibre n'existe plus ; or, c'est ce qu'il n'est pas rare de rencontrer dans les maladies chroniques ; les reins secrètent peu, et un certain nombre d'éléments destinés à être éliminés par les urines séjournent dans l'économie et vicient la crase du sang. Mais ce sont surtout les fonctions de la peau qui sont altérées : presque toujours cette membrane est sèche, rugueuse, froide, sa vascularité est diminuée, ses glandes ne secrètent plus, l'épiderme se renouvelle peu et forme à la surface une couche inerte et imperméable.

La peau est destinée à séparer du sang et à éliminer une quantité considérable de matériaux devenus impropres à la nutrition ; on conçoit quel trouble profond doit se produire dans toute l'économie, lorsque la sécrétion de cette immense surface vient à se ralentir ou à se supprimer. Aussi, dans la thérapeutique des maladies chroniques, un point essentiel est-il de chercher à rétablir les fonctions de la peau ; nous verrons plus tard quels moyens énergiques la médication hydro-thermale possède pour obtenir ce résultat si important.

3° Le système nerveux joue un rôle considérable dans l'évolution des maladies chroniques, et son influence n'est pas moindre sur les troubles de la nutrition qui compliquent toujours ces maladies.

Le système nerveux peut être primitivement affecté et sa lésion ou sa souffrance peut réagir sur toutes les grandes fonctions de l'économie. Il y a certainement des cachexies par douleur, et il n'est pas besoin d'avoir vieilli dans la pratique pour avoir rencontré de ces névralgies rebelles, de ces névropathies protéiformes qui amènent à la longue un dépérissement porté à l'extrême, une véritable cachexie hypochondriaque.

D'autres fois, ce n'est que consécutivement à la lésion d'un organe que le système nerveux est troublé, mais son action immense sur toutes les fonctions et sur la nutrition elle-même rend ce trouble redoutable et ses effets désastreux pour l'économie tout entière.

Jusqu'ici, nous avons seulement passé en revue les troubles fonctionnels généraux qui accompagnent les maladies chroniques et qui amènent peu à peu la dénutrition et ses conséquences immédiates. Mais l'influence des maladies chroniques sur l'être vivant ne s'arrête pas là : à la nutrition régressive succèdent bientôt des altérations de tissus et des dégénérescences du sang et des parenchymes spéciaux. Personne n'ignore combien il est fréquent de voir, pendant le cours de la scrofule, des tubercules se développer dans le poumon, le cerveau, les ganglions et les organes abdominaux.

Dans la dartre, l'arthritis, nous voyons le cancer et des dégénérescences spéciales envahir l'estomac, le foie, les reins, le cœur, les vaisseaux, etc., et constituer le dernier terme de l'évolution des maladies chroniques.

Aussi Arétée a-t-il pu dire que « la cachexie était

l'aboutissant commun de toutes les souffrances et le résultat de toutes les maladies chroniques. »

Ce que nous venons de dire sur l'étiologie, le développement et les terminaisons des maladies chroniques ne s'applique qu'à l'individu qui en est atteint ; les détails dans lesquels nous sommes entré montrent l'importance qu'il y a à s'opposer, dès le début de la maladie, à son évolution par tous les moyens que nous fournit la thérapeutique. Mais la nécessité impérieuse du traitement résulte d'un autre fait qui n'a pas une valeur moins grande, je veux parler de l'influence des maladies chroniques sur l'hygiène publique et sociale.

Les maladies chroniques sont héréditaires, c'est un fait incontestable ; M. Pidoux fait même de l'hérédité leur caractère fondamental. Nous avons vu que l'hérédité était un des modes d'origine de ces maladies et le plus puissant, sans contredit ; en effet, la prédisposition commence avec la vie, elle a une tendance naturelle à se développer par elle-même, mais cette tendance doit certainement, si on ne s'y oppose, être exaltée par toutes les influences extérieures ou autres qui menacent l'individu vivant, aux différentes périodes de son existence.

Il faut donc combattre la prédisposition héréditaire et s'opposer à son évolution ; il est évident pour tout le monde qu'un individu aura d'autant moins de chances de transmettre la maladie qu'il a en puissance qu'il se trouvera lui-même dans un état de santé plus favorable. Les exemples seraient nombreux, si je voulais en citer, la scrofule, les tubercules, l'arthritis, la syphilis, la dartre, etc., nous en fourniraient à l'infini ; mais il suffit d'avoir montré ce nouvel et fâcheux effet de l'existence des maladies chroniques au point de vue des qualités de la progéniture et de l'altération de l'espèce.

Des différentes considérations dans lesquelles nous sommes entré, il résulte ce fait important, qu'il faut traiter, et traiter dès le début, si c'est possible, les maladies chroniques et même tenter de combattre la prédisposition héréditaire. Ce traitement, comme tous ceux qui s'adressent à ce genre de maladies, ne saurait être continu; on doit traiter l'économie à certaines époques et la laisser reposer dans d'autres, et, de plus, les maladies chroniques étant des maladies générales, c'est aux modificateurs généraux qu'il faut avoir recours.

Les eaux minérales remplissent à tous égards ces conditions, et si elles ne doivent pas être exclusivement employées, nous pouvons dire qu'elles méritent bien souvent la préférence sur les autres moyens thérapeutiques. La médication hydro-minérale, pratiquée aux sources mêmes, est une des plus puissantes que nous connaissions; les agents dont elle dispose sont des modificateurs généraux de l'économie, à la fois médicamenteux et hygiéniques, et c'est à cette heureuse association que l'on doit les succès obtenus dans le traitement des maladies chroniques.

L'efficacité de la médication hydro-minérale n'est pas toujours immédiate, ce n'est souvent qu'après l'application que l'action favorable se fait sentir. Quelquefois héroïque au début d'une maladie chronique, le traitement minéral a très-souvent un résultat heureux pendant son développement; il peut encore rendre service, à une époque plus avancée, lorsque les fonctions sont déjà profondément troublées et la constitution altérée. Aussi est-ce avec raison que Bordeu regardait comme incurable toute maladie chronique qui résistait aux eaux minérales appropriées.

CHAPITRE II.

DES EAUX DE PLOMBIÈRES, ET DE LEUR ACTION PHYSIOLOGIQUE.

I. — DES EAUX DE PLOMBIÈRES.

On peut dire, sans craindre aucune contradiction, que Plombières est un des établissements thermaux les plus importants par l'abondance, la température et l'efficacité de ses eaux. Il existe à Plombières 27 sources, soigneusement captées, qui, en vingt-quatre heures, ne fournissent pas moins de 730 mètres cubes d'eau minérale, dont l'échelle thermométrique oscille entre 10° centigr. et 70°.

Nous serons très-bref sur ce chapitre, renvoyant pour les détails au livre si complet de MM. Lhéritier et O. Henry sur l'hydrologie de Plombières, et aux études sur les mêmes eaux, de MM. Jutier et Lefort.

Nous reproduirons seulement, en nous servant de ces ouvrages, ce qu'il est indispensable au médecin de connaître sur les sources de Plombières, leur aménagement, leur température et leur composition chimique.

On les divise en sources isolées et en sources réunies dans des galeries souterraines.

I. — *Les sources isolées sont au nombre de huit.*

Ce sont : 1° La source ferrugineuse, ou source Bourdeille, dont la température moyenne est de 12° cent., et le débit de 6 litres 58 par minute. Par sa minéralisation toute spéciale, elle doit être tout à fait séparée des autres sources de Plombières.

2° La source des Dames ; la stabilité de sa température et de sa composition la fait généralement préférer pour la boisson. Sa température moyenne est de 52° et son débit de 20 litres 59 à la minute.

3° La source du Crucifix, employée aussi en boisson ; sa température moyenne est de 43°,21 et son débit de 5 litres 33 par minute.

4° La source des Capucins, dont la température est de 51° et le débit de 43 litres 87.

5° La source Muller, dont la température moyenne est de 34° et le débit de 5 litres environ.

6° La source Fournie, à température de 35°,27 et à débit de 3 litres 21.

7° La source Lambinet, et du Trottoir ; la première donne 16 litres 8 à 26°,36, et la seconde 9 litres 91 à 25°,50.

8° La source Bizot, qui a un débit de 43 litres 85, à 11°,45.

II. — *Les autres sources sont recueillies dans deux galeries séparées.*

A. — La galerie des Savonneuses, qui renfermait autrefois cinq sources, portant les n°ˢ de 1 à 5, en compte aujourd'hui 8 par suite de récents travaux de captage. Le débit moyen des sources de la galerie des Savonneuses est évalué par M. Jutier à 35 litres 35 à 26°,39 de température. Mais ces données ont changé depuis l'adjonction aux 5 sources anciennes, des 3 autres sources, dont nous ne connaissons pas le débit, mais dont la température est bien supérieure aux anciennes. Dans les observations sur les températures des sources, que nous avons faites en 1868, nous avons trouvé que la source n° 6 avait une température de 45°, celle du n° 7 était de 41°,5, et celle du n° 8 de 47°, ce qui fait que la température de toutes les sources réunies est portée à 42°.

B.—Les sources de la galerie de Thalweg forment deux groupes : le premier occupe la partie supérieure de l'aqueduc et se compose de trois sources qui ont reçu le nom de *Sources Impériales ;* ce sont :

1° La source du Robinet romain, située dans l'ancienne étuve romaine, dont la température moyenne est de 69°,53, et le débit de 15 lit. 79 par minute.

2° La source Stanislas, dont le débit est de 5 litres environ à 69°,70.

3° La source Vauquelin a un débit de 6 lit. 74 environ à 69°,8.

Ce premier groupe de sources, qui sert principalement, à cause de sa haute température, à l'alimentation des étuves, donne en moyenne, par minute, 27 lit. 83 d'eau à 69°,49.

Le second groupe, renfermé dans la grande galerie du Thalweg, se compose de dix sources désignées par les numéros de 1 à 8, et par les noms de sources Mougeot et du Puisard pour les deux autres.

Ces dix sources ont un débit total de 295 litres par minute, à 58 degrés en moyenne.

Si on additionne le produit de toutes ces sources, isolées ou réunies, on trouve que la quantité d'eau minérale qu'elles fournissent est de 507 lit. 24 par minute ou de 730 mètres cubes par vingt-quatre heures.

Pendant notre séjour à Plombières, en 1868, il nous a paru intéressant d'examiner les températures des différentes sources pour voir quelles pouvaient être les variations apportées par les grands travaux exécutés de 1856 à 1862, sous la direction de M. Jutier.

Dans un premier tableau, nous donnons les températures moyennes des différentes sources, résultant des observations de M. Jutier; dans un second tableau, nous mettons, en regard des observations météorologiques, les températures de ces mêmes sources, relevées par nous pendant le mois de juillet 1868.

Températures moyennes des sources de Plombières, relevées par M. Jutier, de 1857 à 1861.

I. — Sources isolées.

Source ferrugineuse , température moyenne. . . 12°
— des Dames, — 51°4
— du Crucifix, — 43°2
— des Capucins, — 51°

II. — Sources impériales.

Source du Robinet romain,
— Stanislas, température moyenne, 69°4
— Vauquelin,

III. — Aqueduc du Thalweg.

Source n° 1, température moyenne. . . . . 53°9
— n° 2, — 55°8
— n° 3, — 59°1
— n° 4, — 59°2
— n° 5, — 65°2

Source n° 6, température moyenne. . . . . 50°5
   —   n° 7,   —   52°5
   —   n° 8,   —   40°8
Source Mougeot,   —   58°5

IV. — GALERIE DES SAVONNEUSES.

Source n° 1, température moyenne. . . . . 15°6
   —   n° 2,   —   29°9
   —   n° 3,   —   22°3
   —   n° 4,   —   27°1
   —   n° 5,   —   40°4

TABLEAU des températures des sources minérales de Plombières, relevées pendant le mois de juillet 1868, de deux heures à trois heures de l'après-midi.

DATES.	Température atmosphérique.	Pression barométrique.	Observations météorologiques.	Source ferrugineuse.	Source des Dames.	Crucifix.	Capucins
4	18,2	75,7	Couvert.	11,8	52,2	45,1	45.8
5	15,5	76,1	Pluie.	12,	52,	44,8	46,
6	17,2	76,2	Nuageux.	12,	52,	44,8	46,2
7	19,2	76,5	Beau.	12,	52,2	45,	46,
8	20,5	76,5	Beau.	12,	52,	44,9	46,
9	20,2	76,4	Beau.	11,8	52,	44,8	46,5
10	18,8	76,2	Orageux.	12,	52,5	44,8	46,
11	24,5	76,2	Orageux.	12,2	52,2	44,8	46,2
12	26,2	76,1	Orageux.	12,2	52,5	45,	46,5
13	22,5	75,9	Pluie.	12,	52,8	45,	46,5
14	23,2	75,9	Orageux.	12,2	52,5	45,	46,2
15	24,	75,9	Orageux.	12,	52,2	45,	46,8
16	22,2	76,	Orageux.	12,2	52,5	45.	46,5
17	22,	76,1	Pluie.	12,	52,5	45,	46,8
18	23,2	76,2	Beau.	12,2	52,5	44,8	46,5
19	24,	76,1	Beau.	12,	52,5	45,	46,2
20	25,	76,	Orageux.	12,5	52,5	45,	46,5
21	24,5	76,1	Orageux.	12,8	52,8	44,8	46,5
22	26,	76,2	Beau.	12,8	52,5	45,	46,
23	26,2	76,1	Beau.	13,2	52,5	45,	46,5
24	25,8	76,	Beau.	13,	52,5	45,	46,5

TABLEAU *des températures des sources minérales de Plombières, relevées pendant le mois de juillet 1868, de deux heures à trois heures de l'après-midi.*

I. — Aqueduc du Thalweg.

DATES.	Tempéra-ture atmosphé-rique.	Pression baromé-trique.	Observations météorologiques.	Source Nº 1.	Nº 2.	Nº 3.	Nº 4.	Nº 5.	Nº 6.	Nº 7.	Nº 8.	Source Mougeot	Vapeur de la galerie.	Sources impériales
4	18,2	75,7	Couvert.	57,5	57,8	60,2	61,8	66,2	56,	65,		58,		69,1
6	17,2	76,2	Nuageux.	57,8	57,8	59,5	61,	66,5	55,8	64,5	58,2	57,2		68,8
8	20,5	76,5	Beau.	56,8	57,8	59,5	60,2	66,	55,5	65,2	59,5	58,	47,	69,
13	22,5	75,9	Pluie.	57,	56,8	59,8	62,5	66,2	56,2	65,	59,	58,	48,	69,
17	22,	76,1	Pluie.	57,2	57,8	60,5	62,2	66,5	56,	65,	59,	57,8	46,2	68,8
22	26,	76,2	Beau.	57,	57,5	60,	62,5	66,5	56,	65,	60,	58,	48,2	69,

II. — Galerie des Savonneuses.

DATES.	Tempéra-ture atmosphé-rique.	Pression baromé-trique.	Observations météorologiques.	Source Nº 1.	Nº 2.	Nº 3.	Nº 4.	Nº 5.	Nº 6.	Nº 7.	Nº 8.	Sources réunies.	Vapeur de la galerie.
4	18,2	75,7	Couvert.	14,5	26,8	20,2	24,4	40,2	45,2		47,1	42,8	39,2
7	19,2	76,5	Beau.	15,	27,5	20,2	24,	40,	45,1	41,	47,2	42,2	38,5
11	24,5	76,2	Orageux.	14,8	27,	20,5	24,	40,2	45,	41,5	47,	41,8	40,
15	24,	75,9	Orageux.	15,5	27,2	20,8	24,	39,8	45,2	41,	47,	43,	42,
21	24,5	76,1	Orageux.	16,	27,	20,5	24,2	39,5	45,	41,	47,	42,	40,

La comparaison de ces deux tableaux nous montre que : 1° pour les sources isolées, la source ferrugineuse n'a pas subi de variations. La source des Dames a une température un peu plus élevée, de 1 degré environ. Il en est de même de la fontaine du Crucifix; mais cette source a subi des changements plus considérables : sa température, relevée en 1852, 1853 et 1854, par M. Lhéritier, était de 48 degrés en moyenne. Pendant le cours des travaux, et après leur exécution, elle était tombée à 43°,2 ; de sorte que sa température actuelle est encore inférieure de 3 degrés à ce qu'elle était autrefois.

Quant à la source des Capucins, nous n'avons pu prendre sa température qu'au niveau du trou des Capucins, à l'endroit où la source s'échappe pour alimenter la piscine; mais son origine est beaucoup plus bas, à $1^m,32$ au-dessous du sol de la piscine; là sa température est en effet de 51 degrés. Pendant le trajet, de la sortie du granit au griffon, elle perd 4 à 5 degrés; c'est ce qui explique la différence des températures que nous avons relevées (46°) avec la moyenne de M. Jutier, prise à l'origine même de la source.

2° Parmi les sources de l'aqueduc du Thalweg, les numéros de 1 à 5 présentent une augmentation de température de 1 à 5 degrés; mais les sources n°s 6, 7, 8, ont augmenté de 6, de 13 et de 19 degrés. Ce fait important trouve son explication dans le voisinage de l'Eaugronne, dont les eaux se mêlaient autrefois à l'eau des sources minérales, par des infiltrations souterraines. Les travaux d'isolement et de captage, exécutés avec grand soin autour de ces sources, ont amené dans leur température l'augmentation considérable que nous avons constatée.

Les sources Impériales ne nous ont présenté aucune variation.

3° Pour les sources de la galerie des Savonneuses, nous trouvons que les numéros de 1 à 5 ont diminué de 1 à 3 degrés ; mais, au moment où M. Jutier a fait ses observations, les travaux de la galerie n'étaient pas achevés, et les sources n° 6, n° 7, n° 8, n'étaient pas captées; l'eau qu'elles fournissent se mêlait à celle des premières sources et en élevait notablement la température. Ces trois dernières sources, maintenant isolés et captées, ont une température de 45 degrés pour le n° 6, de 41 degrés pour le n° 7, de 47 degrés pour le n° 8. Ce sont de nouveaux éléments de richesse qu'il faut ajouter à ceux que donne le livre si complet de MM. Jutier et Lefort.

Toutes ces sources reconnues, étudiées à leur origine et captées, sont dirigées vers les établissements pour être employées en bains et en douches de toutes sortes.

Les établissements sont au nombre de six :

1° Le bain Romain, qui renferme 24 cabinets de bains avec douche à la Tivoli.

2° Le bain des Dames comprend 14 cabinets de bains, munis de 18 baignoires et de 15 douches à la Tivoli. — Le rez-de-chaussée, consacré aux malades de l'hôpital, est composé de 2 piscines pouvant contenir chacune 16 personnes, de 5 baignoires, de 2 cabinets de douches ordinaires, d'un cabinet de douches ascendantes, et d'une douche de vapeur.

3° Le bain Tempéré renferme 4 piscines circulaires de capacité à recevoir chacune 16 à 18 personnes; 31 baignoires, avec cabinets de douches ordinaires et de douches ascendantes.

4° Le bain des Capucins se compose de 2 piscines pouvant contenir 40 personnes.

5° Le bain Impérial renferme 4 piscines, 40 cabinets avec 48 baignoires, 2 douches en pluie, 2 douches écossaises, 4 douches ascendantes, une douche de vapeur. On y trouve de plus une étuve générale, une étuve partielle, un cabinet à bain de siége de vapeur et des cabinets de douches.

6° Le bain Napoléon, qui réalise tous les perfectionnements modernes de l'hydrothérapie minérale, renferme 52 cabinets avec vestiaires et douches à la Tivoli ; 4 piscines, 6 douches écossaises, 6 douches en pluie, 4 douches spéciales et 2 douches ascendantes.

7° Quant aux Étuves, ce sont les anciennes étuves romaines, découvertes par M. Jutier, et restaurées avec soin ; elles sont alimentées par la vapeur qui s'échappe des sources Impériales ; leur température est graduée de 40° à 42° ; on les a divisées en trois étuves distinctes, pour les hommes, les dames et les indigents ; leur superficie est de 150 mètres carrés.

Il nous reste maintenant à exposer sommairement la composition chimique des eaux de Plombières.

Les eaux qui surgissent des sources thermales sont toujours parfaitement limpides, incolores et inodores ; leur saveur est fade et un peu amère ; leur densité varie de 1,0002 à 1,0006 ; et elles sont légèrement alcalines.

Toutes les sources thermales de Plombières ont une composition chimique à peu près identique ; nous allons seulement donner l'analyse de l'eau de la source des Dames, d'après les expériences de M. Lefort. Elles renferment des bicarbonates de soude, de potasse et de chaux, du sulfate et du silicate de soude, et une matière

organiquc azotée particulière. On doit les ranger parmi
les eaux sulfatées et silicatées sodiques.

Analyse de l'eau de la source des Dames (Lefort).

	gr.
Acide carbonique libre,	0,012 par litre.
Acide silicique,	0,027
Sulfate de soude,	0,092
— d'ammoniaque,	traces.
Arséniate de soude,	traces.
Silicate de soude,	0,057
— de lithine,	traces.
— d'alumine,	traces.
Bicarbonate de soude,	0,011
— de potasse,	0,001
— de chaux,	0,030
— de magnésie,	0,006
Chlorure de sodium,	0,009
Fluorure de calcium,	traces.
Matière organique azotée,	indiquée.
	———
	0,252

L'eau de la source Bourdeille ou ferrugineuse, par sa
minéralisation spéciale, se distingue tout à fait des sources
thermales de Plombières. Elle renferme une notable pro-
portion d'oxyde de fer, avec des bicarbonates de soude,
de chaux, du sulfate de chaux, du chlorure de sodium,
de l'acide silicique et de la matière organique. On doit la
ranger parmi les eaux ferrugineuses bicarbonatées. En
voici la composition :

Analyse de l'eau de la source Ferrugineuse (Lefort).

	gr.
Acide carbonique libre,	0,023 par litre.
Bicarbonate de soude,	0,012
— de potasse,	traces.
— de chaux,	0,005
— de magnésie,	traces.
— de protoxyde de fer,	0,016
Clorure de sodium,	0,004
Sulfate de chaux,	0,009
Iodure de sodium,	traces.
Phosphate de soude,	traces.
Acide silicique.	0,010
Alumine,	0,001
Silicate de lithine,	traces.
Acide crénique,	indiqué.
Arséniate de fer,	traces.
	0,083

Maintenant que nous connaissons la composition chimique des eaux de Plombières, nous allons passer à l'étude de leur action physiologique et de leurs modes d'administration.

II. — *Modes d'administration et action physiologique des eaux de Plombières.*

Les eaux de Plombières, comme la plupart des eaux thermo-minérales, possèdent la propriété de ranimer la circulation languissante, de régulariser l'innervation exaltée ou pervertie, de rappeler à leur type physiologique les sécrétions viciées ou supprimées, de produire

dans tous les tissus organiques une transmutation normale, en un mot de régulariser toutes les fonctions et
d'imprimer une direction salutaire à l'énergie vitale;
elles sont stimulantes en général. Mais leurs effets particuliers sont subordonnés à la manière dont on les administre ; nous verrons, en étudiant l'action physiologique,
qu'il faut tenir compte, dans les effets produits, non-seulement de l'agent, mais aussi de ses divers modes d'application.

On administre les eaux de Plombières en boisson, en
bains, en douches et en vapeur.

1° *De la boisson.* — Les eaux de Plombières dont on
fait usage en boisson sont froides ou chaudes.

Les eaux froides sont :

1° L'eau ferrugineuse, de la source Bourdeille, dont
nous avons donné la composition. On la prend aux repas,
mêlé avec le vin ou quelquefois à la source même, entre
le déjeuner et le dîner.

Cette eau, par sa minéralisation spéciale, est d'un puissant secours dans le traitement des maladies chroniques,
compliquées de chlorose, d'anémie, d'atonie et dans
toutes les cachexies.

2° L'eau savonneuse se prend aussi aux repas ; quelquefois on la donne à la place de l'eau thermale, lorsque
celle-ci est mal supportée.

Les eaux thermales employées en boisson sont l'eau de
la fontaine du Crucifix et l'eau de la source des Dames.
Leur composition chimique diffère peu ; cependant, l'eau
de la source des Dames présente l'avantage d'une minéralisation un peu plus fixe et d'une température plus élevée, on la préfère généralement.

Les eaux thermales sont prises à la source même, le

matin à jeun, le plus souvent pendant le bain et quelquefois l'après-midi ; la dose, qui varie suivant les indications, peut aller de 1/2 verre à 3 ou 4 par jour.

L'eau thermale de la source des Dames, malgré sa température (52°), n'est pas désagréable à boire : elle se digère facilement, quand elle est bien acceptée. En effet, rien n'est variable comme la tolérance des malades à l'endroit de la boisson : chaque organisme, pour ainsi dire, demande une épreuve particulière. Tel malade, qu'on aurait pu croire parfaitement disposé à supporter l'eau à l'intérieur, ne peut en prendre un 1/2 verre, sans accuser de la pesanteur d'estomac et de la diminution d'appétit ; tel autre, qui semble présenter une contre-indication formelle , peut en boire plusieurs verres et éprouver un développement de l'appétit et des forces digestives.

L'emploi des eaux à l'intérieur demande une attention particulière, à cause de ces différences dans la tolérance ; il faut toujours tenir compte, non-seulement de l'opportunité de la boisson, mais encore de la susceptibilité spéciale des malades. Du reste, à Plombières, l'eau à l'intérieur n'est pas indispensable à l'efficacité d'un traitement ; les bains et les applications externes ont une action plus énergique et bien plus importante.

Cependant, quand l'eau thermale, prise en boisson, est bien supportée, elle donne lieu à des effets assez marqués. A peine ingérée, elle produit au creux épigastrique une sensation de chaleur agréable qui se propage aux organes contenus dans l'abdomen ; chez la plupart des malades, elle excite l'appétit et favorise la digestion ; elle exerce sur l'intestin une action tonique, qui réveille sa contractilité et sa puissance d'absorption. En général, elle ne purge pas ; quand elle amène ce résultat, c'est par indigestion, lorsqu'elle a été ingérée en grande quantité, sans règle aucune.

Ce n'est pas seulement sur le tube digestif que la stimulation se produit ; les systèmes sanguin et nerveux ressentent bientôt les effets de l'absorption de l'eau thermale : le pouls s'élève notablement, la circulation générale est plus active, l'innervation elle-même est sensiblement excitée.

Grâce à cette action stimulante, il se produit au sein de nos tissus des mouvements organiques plus complets et un fonctionnement plus régulier des divers appareils. Aussi voit-on, à la suite de l'ingestion d'une certaine quantité d'eau thermale, les reins sécréter avec plus d'activité et la vessie expulser, en plus grande abondance, avec l'eau qui les dissout, certains principes destinés à l'élimination.

L'exhalation pulmonaire et cutanée, les sécrétions de toutes les glandes ne sont pas moins favorisées, et il résulte de cette stimulation générale une modification heureuse des actes qui constituent la nutrition.

Cette propriété des eaux de Plombières, prises à l'intérieur, de stimuler les fonctions et d'activer les mouvements organiques est très-précieuse ; nous verrons plus tard quel parti on peut en tirer dans le traitement des maladies chroniques.

2° Mais c'est surtout dans les applications externes des eaux thermales de Plombières que les effets physiologiques sont importants ; on dispose de moyens d'action puissants et variés et on s'adresse directement à un organe considérable par son étendue et par l'importance de ses fonctions.

La peau n'est pas seulement, comme le dit Bichat, une

limite sensible située entre l'organisme et le monde
extérieur; elle est surtout remarquable par les nombreux
vaisseaux qu'elle reçoit et par le grand nombre de nerfs
et de glandes qu'elle renferme. Le réseau vasculaire du
derme fait de la peau un organe important d'hématose et
d'absorption, et son appareil glandulaire, si développé,
est une immense surface de sécrétion. Les expériences
de Sanctorius, de Lavoisier et de Séguin ont montré que
la peau était le principal émonctoire de l'économie, et,
dans certains cas, un organe de balancement et comme de
suppléance pour les autres.

L'absorption cutanée existe bien réellement, malgré
les affirmations contraires auxquelles a donné lieu l'é-
tude de cette importante question. Elle a été prouvée par
les expériences d'Homolle, d'O. Henri, de Delore et de
Villemain. Ce qui a pu faire varier les résultats, ce sont
les conditions mêmes de l'expérimentation.

Ces conditions ont été posées ainsi par J. Béclard :
« Lorsque la température du bain est supérieure à celle
du corps, celui-ci lutte contre l'élévation de température
par la sécrétion de la sueur; la sortie du liquide de dedans
en dehors devient prédominante et le corps perd. Lorsque
la température du bain est inférieure à celle du corps,
l'absorption cutanée l'emporte sur l'évaporation, et le
corps gagne en poids, l'eau du bain s'introduit dans l'économie. »

Enfin la peau, dans sa partie la plus superficielle, est
formée par le corps papillaire, destiné à recevoir les dernières divisions des nerfs et à multiplier les surfaces sen-
sitives. Les impressions produites à la périphérie sur une
aussi grande étendue de la substance nerveuse ont nécessairement un retentissement considérable sur les

centres ; aussi les applications hydro-minérales externes sont-elles un puissant modificateur du système nerveux et de tous les actes de la vie organique, qui sont sous sa dépendance.

Extérieurement, on administre les eaux de Plombières, en bains, en douches et en étuves ; les effets physiologiques varient suivant ces divers modes d'application.

1° *Des bains.* — Les bains sont frais, tièdes ou très-chauds.

A. — Les bains frais, dont la température est inférieure de quelques degrés à celle du corps, de 28° à 32°, ont pour effet immédiat de produire une concentration générale : le corps semble perdre de son volume, la peau se ride, le sang l'abandonne ; de là, la pâleur des téguments et le phénomène particulier connu sous le nom de chair de poule. Peu à peu la circulation se ralentit, l'excitabilité nerveuse se calme, et les fonctions de sécrétion se suspendent. Le bain frais est donc essentiellement calmant, concentrateur ; mais il doit être extrêmement court, car il ne faut pas oublier que plus la concentration a été complète, plus l'expansion ou la réaction, qui lui succède, sera violente.

B. — Les effets physiologiques du bain tiède sont plus importants, et ils ont des applications thérapeutiques plus nombreuses.

Lorsque la température du bain se rapproche de celle du corps, de 32° à 35°, on éprouve en y entrant un sentiment de bien-être et une chaleur douce et agréable qui appelle le sang à la peau. L'imbibition favorise l'absorption cutanée en même temps qu'une légère transpiration atteste un fonctionnement plus actif de l'appareil glandulaire du derme. Sous l'influence de ce bain à température modérée, et grâce à la durée qu'on peut lui donner (une heure à trois heures), il se produit une sorte de détente qui se propage sympathiquement de la circonférence vers le centre : la circulation se régularise, le pouls devient plus souple et moins fréquent. L'action sur le système nerveux n'est pas moins manifeste : cette immense surface nerveuse, constituée par le derme tout entier, est influencée dans son ensemble, l'irritation se modère, la douleur, si elle existe, se calme, et par action réflexe, il se produit un apaisement général du système nerveux central. Par ses effets consécutifs, le bain tiède répartit d'une manière égale et uniforme l'activité vitale dans tout l'organisme ; il est donc sédatif, modérateur et souvent régulateur, et ce qui le caractérise, c'est qu'il ne provoque pas de réaction, il ramène l'équilibre sans secousse, en faisant cesser les causes de troubles et d'excitation.

C. — Les effets produits par le bain très-chaud sont tout différents de ceux que nous venons d'observer avec le bain frais. Un bain est très-chaud lorsque sa température est supérieure à celle du sang, comme le serait un bain à 38° et au delà.

Sous l'influence du bain chaud, on voit immédiatement la peau rougir et se gonfler sensiblement ; la chaleur augmente, le pouls est plus fréquent et plus dur, la respiration s'accélère, la face devient turgescente et se couvre de sueurs ; il se produit rapidement un sentiment d'anxiété suivi de vertiges et quelquefois de syncope.

« Les bains chauds, dit le Dr Kuhn (1), par cela même qu'ils accélèrent la circulation et qu'ils déterminent un

_____

(1) Dr Kuhn. *Revue d'hydrologie.*

transport fluxionnaire vers la périphérie, communiquent un surcroît d'activité, une certaine secousse aux fonctions de la vie organique; ils sollicitent le travail des absorbants intérieurs, favorisent ou déterminent, par le mouvement éliminatoire qu'ils suscitent, le départ de principes morbifiques ou la résolution d'engorgements viscéraux. Ce qui les caractérise par conséquent, c'est leur propriété stimulante et leur aptitude à provoquer dans la sphère organique un travail éliminatoire, dépuratif et résolutif. »

2° *Des douches*. — La douche présente à considérer un élément nouveau, celui de la percussion par la colonne liquide; lorsque cette action est secondée ou modifiée par la température, par l'énergie du choc et par la durée de l'application, on produit des effets considérables sur la circulation cutanée et par suite sur la circulation générale; de plus, la douche exerce une sorte de massage du tissu dermique et stimule plus énergiquement les extrémités nerveuses périphériques.

Les douches sont générales ou locales; on les administre chaudes ou froides.

La douche générale, descendante ou horizontale, en colonne ou en arrosoir, est la plus fréquemment employée: lorsqu'elle est chaude, l'action stimulante de la percussion est secondée par celle du calorique. Comme le bain chaud, mais à un plus haut degré, elle excite la circulation, augmente la chaleur et provoque la rubéfaction de la peau. Il est facile, à l'aide de la douche générale chaude, de déterminer des stimulations que le bain seul ne pourrait produire. Donnée avant le bain, la douche peut aider quelques malades à le supporter, en provoquant du côté de la peau une réaction qui difficilement se serait produite dans le bain, malgré sa température.

A la fin du bain, elle vient compléter son action en augmentant la stimulation, à laquelle les tissus se trouvaient déjà préparés.

Enfin la douche est un agent très-important par la haute température qu'on peut lui donner ; en joignant la percussion à l'action du calorique on peut produire des transpirations rapides et abondantes, en même temps qu'un massage énergique du système locomoteur ; et cette double action est d'un puissant secours dans le traitement des affections rhumatismales.

La douche froide est rarement employée seule : l'eau froide, appliquée extérieurement, augmente la contractilité des vaisseaux capillaires de la peau, et amène le refoulement du sang vers les organes internes ; mais, dès que l'application cesse, il se fait un mouvement en sens inverse.

On a utilisé, dans la douche écossaise, ce phénomène de la réaction, pour produire un effet puissant, au moyen de l'application alternative du chaud et du froid. Pendant les changements de température qu'on détermine par la douche écossaise, la peau devient le siége d'actions et de réactions brusques et fréquentes, qui retentissent dans tout l'organisme. Le résultat, suivant le degré de chaleur employé, est un effet simplement tonique et fortifiant, une sédation du système nerveux, ou un mouvement sanguin plus accentué de la périphérie vers le centre et du centre vers la périphérie.

Dans l'hydrothérapie ordinaire, il est souvent difficile d'obtenir une réaction franche, c'est là le grand écueil de la médication et quelquefois son danger ; avec la douche écossaise, on n'a rien à craindre de semblable, il est toujours possible d'amener une réaction aussi énergique qu'on le désire.

La douche locale, lorsqu'elle est dirigée sur une partie du corps, qu'on cherche à fluxionner aux dépens des autres, est dite dérivative; c'est alors par sa température, qui doit être assez élévée, qu'elle agit.

Lorsque la douche locale est dirigée sur un membre, ou sur un organe dans le but d'amener la résolution d'un engorgement ou d'une tumeur, elle est appelée résolutive; elle agit en développant un succroît d'activité dans l'organe malade et dans les tissus environnants. Cette douche demande à être employée avec une grande prudence pour ne pas transformer le mouvement de régression provoqué en travail inflammatoire.

Parmi les douches locales, il y a encore les douches portées dans les cavités, les douches vaginales destinées à agir sur le col utérin, sur la muqueuse vaginale ou sur les tissus péri-utérins; c'est dans ces cas que l'action de la douche doit être particulièrement surveillée.

La douche ascendante rectale a pour but de réveiller la contractilité intestinale et de remédier ainsi à la constipation habituelle; presque toujours l'effet obtenu persiste après le traitement, et suffit à surmonter la paresse de l'intestin.

La douche ascendante s'applique quelquefois sans le secours d'une canule, elle a pour but alors de combattre des hémorrhoïdes placées à la marge de l'anus, ou bien elle est destinée à ranimer la contractilité du sphincter, dans les cas de paralysie. On emploie encore la douche ascendante, sans introduction, dans les fissures à l'anus; les exemples de guérison de cette maladie si pénible sont nombreux à Plombières. Peut-être y a-t-il dans ces cas

une action topique de l'eau minérale sur l'ulcération ; ou,
ce qui est plus certain, la douche ascendante amène chaque
jour la liquéfaction des matières fécales qui s'écoulent
sans que l'anus ait à subir la moindre dilatation ; la cica-
trice n'étant plus tiraillée et rompue pendant la déféca-
tion, la fissure se guérit promptement.

3° *Des étuves.* — L'étuve, destinée à exposer le corps
tout entier, ou une de ses parties seulement, à l'action
des vapeurs naturelles qui s'exhalent des sources thermales, est un moyen extrêmement énergique. — Les
applications de l'étuve sont fondées sur ce principe, dé-
montré depuis longtemps par l'expérience, que le corps
supporte un plus haut degré de chaleur dans le bain de
vapeur que dans le bain liquide, et que ce degré de chaleur peut être plus élevé encore, lorsqu'on n'en respire
pas l'atmosphère.

L'étuve est générale et partielle.

Dans l'étuve générale, dont la température varie de 38°
à 43°, on observe les phénomènes suivants : le corps se
recouvre presque immédiatement de gouttelettes d'eau,
résultant de la condensation de la vapeur ; ces gouttes
s'accumulent, se répandent sur toute la surface de la peau
et l'imbibent. En même temps, la chaleur générale augmente, le pouls s'accélère, la respiration est un peu plus
fréquente, et toute la surface du corps se couvre de sueur
qui se mêle à l'eau de condensation; on ressent, au début,
un bien-être général, il semble que toutes les fonctions
s'accomplissent avec plus d'aisance. Si la durée du bain
se prolonge, la peau s'imbibe et se congestionne davantage, le visage s'injecte, la respiration se précipite, la
sueur ruisselle de toute part, et une soif ardente indique

la nécessité de restituer à l'économie une partie des liquides qui lui sont soustraits.

Lorsqu'on veut prolonger ce bain, il est nécessaire, pendant sa durée, de modérer, par une affusion froide, les phénomènes congestifs trop intenses.

Dans les étuves partielles, la tête est isolée de la vapeur : on peut ainsi faire supporter à tout le corps ou à une partie seulement, une température plus élevée que celle de l'étuve générale.

Lorsqu'on a lieu de redouter des accidents congestifs, l'étuve partielle est seule applicable.

L'étuve se distingue des autres modes d'application de l'eau minérale, par des effets stimulants généraux et locaux plus intenses et par l'exhalation, à la surface de la peau, de liquides et peut-être de principes morbides qui sont éliminés avec la sécrétion cutanée.

Après avoir indiqué sommairement les modes d'administration des eaux de Plombières, et leurs diverses propriétés physiologiques, nous devons nous demander à quoi tiennent ces propriétés. Si l'application a sa part d'action dans les effets produits, il est certain que l'agent employé joue un rôle essentiel, que nous devons chercher à pénétrer.

Les eaux minérales naturelles sont, il est vrai, organisées, vivantes pour ainsi dire ; elles forment un tout animé, dont il est difficile de séparer les éléments, sans nuire à leur action d'ensemble ; mais sans oublier ce fait important, nous allons chercher à analyser quelques-unes des propriétés essentielles des eaux de Plombières, pour en montrer l'origine.

En premier lieu, l'eau en elle-même, abstraction faite

de sa température et de ses principes minéralisateurs, n'est pas indifférente dans l'action générale.

En effet, rien ne peut entrer dans l'économie ou en sortir sans avoir l'eau pour véhicule ; plusieurs parties du corps ne doivent leurs propriétés physiques, et par conséquent leur aptitude à fonctionner, qu'à l'eau qui les pénètre ; sa présence est nécessaire pour donner aux tissus une souplesse favorable aux mouvements organiques, au cours des humeurs, aux transformations qui constituent la nutrition.

Les sécrétions ne se font que sous son influence : l'eau est un puissant diurétique et peut être le premier de tous ; l'exhalation pulmonaire et cutanée, les sécrétions de toutes les glandes, sont favorisées par l'ingestion de l'eau dans l'économie, et il n'y a pas lieu de s'étonner que les mucus, les sérosités et le sang lui-même ne soient profondément modifiés par l'action de l'eau.

De plus, l'eau thermale agit par sa température : le calorique dont elle est chargée et qu'elle emprunte aux entrailles de la terre n'est pas identique à celui que nous développons par nos combustibles. En boisson, les eaux à 50 degrés ne produisent aucune impression pénible sur la muqueuse buccale, et le bain d'eau minérale, pris à 35 degrés, procure une chaleur douce qui rend l'immersion plus agréable, et loin d'affaiblir, il fortifie.

Quoi qu'il en soit, le calorique, appliqué extérieurement dans la médication hydro-minérale, produit des effets importants que nous avons examinés à propos des bains. Son action spéciale sur la circulation et l'innervation de la peau se propage dans tous les tissus et y détermine ou y développe une série d'actes qui constituent la vie organique. Sous cette influence, les sécrétions, les absorptions, les métamorphoses, sont stimulées, et la nutrition se trouve modifiée dans son essence.

Mais ce n'est pas tout : l'eau de Plombières n'agit pas seulement comme eau, et comme véhicule du calorique, elle renferme encore des éléments essentiels ; ses principes minéraux, combinés et tenus en dissolution par la nature, ont une action autrement puissante que celle que peuvent produire les mêmes substances fournies par la matière médicale.

Nous avons donné la composition chimique des eaux thermales de Plombières : elles sont alcalines ; les sels alcalins qu'elles renferment (bicarbonates et silicates de soude) ne paraissent pas en suffisante quantité pour rendre compte de leurs propriétés générales, cependant ils ont leur part dans l'action d'ensemble. On y trouve de plus une matière organique azotée (la glairine) qui paraît jouer un certain rôle dans l'effet sédatif des eaux de Plombières, lorsqu'on les administre en bains tièdes et longtemps prolongés ; il est probable que cette substance exerce une action spéciale sur le tégument externe, dans certaines affections de la peau.

Mais l'élément qui paraît jouer la plus grand rôle dans les effets thérapeutiques des eaux de Plombières est l'arsenic ; ce métalloïde existe à l'état de dilution extrême, combiné avec la matière organique, et très-prompt à se volatiliser, ce qui rend le dosage par évaporation très-difficile (Lefort).

La présence de l'arsenic dans les eaux de Plombières ne fait plus aujourd'hui un doute pour personne. En 1848, M. Caventou l'a constatée dans l'eau de la source ferrugineuse ; l'année suivante, MM. Chevalier et Gobley ont trouvé ce métalloïde dans les eaux thermales, et ce résultat a été confirmé plus tard par MM. Bouquet, Duval, Hutin, Pommier, O. Henry et Lhéritier, Jutier et Lefort.

C'est le Dr Lhéritier, qui, dans ses publications, a montré toute l'importance de l'arsenic dans l'action des eaux de Plombières. Les raisons qu'il invoque à l'appui de sa thèse sont péremptoires et entraînent la conviction. Il se fonde d'abord sur l'analogie des effets physiologiques de l'arsenic et des eaux de Plombières, cette donnée toute théorique se trouve corroborée par l'analogie non moins grande des effets thérapeutiques de ces deux agents. Si nous voulions entrer dans cette discussion, il nous faudrait citer toutes les pages de son livre, qui sont un modèle de logique et de déductions pratiques.

Qu'il nous suffise de rappeler l'efficacité des eaux de Plombières, comme de la médication arsenicale, dans la cachexie paludéenne, le rhumatisme, les affections cutanées d'origine herpétique, les affections nerveuses, générales ou localisées, les maladies chrcniques du tube digestif, les engorgements viscéraux, etc.

Les propriétés des eaux de Plombières doivent les faire ranger dans la classe des médicaments altérants, c'est-à-dire chargées de modifier l'économie par une action lente et pour ainsi dire insensible. Leur thermalité en fait des altérants généraux, agissant surtout sur la circulation, tandis que leur composition chimique, représentée principalement par l'arsenic, leur donne les propriétés des altérants spéciaux; c'est sur le système nerveux que paraît s'exercer cette action spéciale et élective.

· En résumé, les eaux de Plombières sont :

1° Toniques et reconstituantes; cette propriété trouve son application dans un grand nombre de maladies chro-

niques, qui entraînent, par leur développement, une altération de la constitution, anémie, cachexie, etc.

Suivant leur mode d'administration elles sont :

2° Ou sédatives, et par conséquent applicables dans
toutes les maladies où domine l'élément douleur, rhumatisme, névropathies, névralgies, etc.

3° Ou excitantes, elles activent la circulation générale
et les sécrétions, et favorisent la résolution d'engorgements viscéraux ou autres et l'élimination de certains
principes morbides.

Ce sont là des propriétés générales qui expliquent l'efficacité des eaux de Plombières dans un grand nombre
de maladies chroniques, souvent fort diverses par leur
nature, mais rebelles aux moyens thérapeutiques ordinaires.

Dans certaines affections chroniques de l'estomac et
de l'intestin, elles ont une action spéciale, pour ainsi
dire élective, que nous allons essayer de faire ressortir
de l'étude des faits.

CHAPITRE III.

DE L'EMPLOI DES EAUX DE PLOMBIÈRES DANS LES MALADIES
CHRONIQUES DE L'ESTOMAC ET DE L'INTESTIN.

Les eaux minérales de Plombières ont, de tout temps,
été employées dans les maladies chroniques de l'estomac
et de l'intestin. Les premiers documents que nous possé-
dions sur l'usage et les propriétés des thermes de Plombières, remontent au xvi⁰ siècle ; ils nous sont fournis
par Jean Winter (1565), Martin Ruland (1576), Fuchsius
et Baccius (1588).

Plus tard, en 1610, Berthemin, conseiller et médecin
ordinaire de Henri II, duc de Lorraine, nous apprend
qu'il composa son discours sur les eaux chaudes et bains
de Plombières par ordre du prince, qui était venu prendre
les eaux, « pour des douleurs très-fortes et très-aiguës
dans l'estomac et dont il guérit parfaitement. »

En 1748, Dom Calmet écrit que les eaux de Plombières
guérissent « les indigestions, les flux séreux, bilieux, lien-
tériques, les coliques et les inflammations d'entrailles. »

A la même époque, Lemaire, médecin de Remiremont,
dit qu'on trouve à Plombières un remède efficace contre
les affections stomacales, comme manque d'appétit, dé-
goût, gonflement d'estomac, digestions tardives, viciées,
coliques humorales, spasmodiques, diarrhée, dysenterie
sans fièvre, etc. Mais ce n'est qu'à la fin du siècle

dernier qu'on trouve des données exactes sur l'usage des eaux de Plombières dans les affections du tube digestif.

En 1782, Didelot, dans son *Traité des eaux minérales de Plombières,* cite plusieurs observations, avec guérison, de maladies de l'estomac.

En 1792, Martinet, dans son *Journal physico-médical des eaux minérales de Plombières,* et plus tard, dans son *Traité des maladies chroniques,* 1803, parle longuement des affections du tube digestif qui réclament l'emploi des eaux de Plombières ; il cite, entre autres, 13 observations, qui se rapportent à des cas de dyspepsie, de différentes formes.

Grosjean, en 1802, dans son *Nouvel essai sur les eaux minérales de Plombières,* rapporte l'histoire d'un grand nombre de malades, atteints d'affections de l'estomac et de l'intestin qu'il a traités avec succès.

Enfin, parmi les médecins modernes, MM. Turck, A. Grosjean, Hutin, Guersant, ont montré l'efficacité des eaux de Plombières dans les maladies chroniques du tube digestif.

Plus récemment, M. le Dr Liétard a publié un mémoire intéressant sur les dyspepsies et leur traitement par les eaux de Plombières.

Les éléments de l'Étude que nous nous sommes proposé de faire nous ont été fournis par M. le Dr Lhéritier, qui, pendant dix-sept ans passés à Plombières, en qualité de médecin inspecteur, a réuni de nombreuses observations ; il a bien voulu mettre à notre disposition ses notes et le résultat de sa grande expérience. Nous sommes heureux de lui témoigner ici toute notre gratitude et notre sincère affection.

Nous aurions pu multiplier beaucoup le nombre des

observations de maladies chroniques du tube digestif, ces affections constituent en grande partie la clientèle de Plombières, et elles sont malheureusement très-fréquentes dans la pratique. Nous avons dû nous restreindre à quelques types, plus particulièrement intéressants soit au point de vue des symptômes et de la nature de la maladie, soit au point de vue du mode de traitement employé et du résultat obtenu.

Iʳᵉ Observation.

Gastralgie. — Vomissements incoercibles, anémie consécutive.

Mlle X..., âgée de 20 ans environ, d'une constitution lympha-tique, a éprouvé, à plusieurs reprises, différents troubles ner-veux qui ont nécessité l'emploi des toniques et des fortifiants.

En 1855, elle passa une partie de l'été au bord de la mer, et se portait relativement bien, lorsqu'au mois de novembre, elle fut obligée de soigner son grand-père atteint d'une maladie grave. La fatigue et les émotions amenèrent quelques troubles digestifs, caractérisés par la perte d'appétit, des dégoûts, des nausées et des vomissements bilieux. Au bout de quinze jours, elle commença à vomir ses aliments; ce furent d'abord les li-quides, qui de temps en temps étaient rejetés par gorgées, après les repas.

Ces premiers phénomènes devinrent peu à peu plus fréquents, il n'y eut plus bientôt de repas sans vomissements, et des douleurs vives se firent sentir dans toute la région abdominale, principalement au creux épigastrique et vers le flanc gauche. Pendant tout l'hiver on essaya différents moyens pour remédier à ces accidents, mais tout ce qui était donné à l'intérieur était rejeté; les applications externes et les vésicatoires, entre autres, purent seuls modérer momentanément ces vomissements incessants.

Au printemps, la malade vient à Paris, et après une consulta-tion avec MM. Andral, Cloquet, Chomel, elle est soumise à l'usage de différents calmants et au régime lacté pur; ce régime ne fut pas mieux supporté, et au mois de juin la malade est envoyée à Plombières.

A son arrivée, on constate un état général grave; la face est pâle, légèrement bouffie, les conjonctives, les lèvres sont décolorées, le corps est amaigri, et les extrémités inférieures présentent un léger œdème, plus marqué le soir; les forces sont épuisées, la marche est difficile et s'accompagne de palpitations, le cœur cependant n'offre aucune lésion, et l'auscultation dénote seulement un souffle anémique et une certaine faiblesse d'impulsion.

Chaque jour, les vomissements se renouvellent, tantôt au sortir de table, tantôt une ou deux heures après le repas, et dans ce cas, ils sont précédés de tension de la région épigastrique et de flatuosités abdominales. Les aliments ingérés sont rejetés en partie, quelquefois en totalité, sans qu'il soit possible d'attribuer à leur nature le plus ou moins de tolérance de l'estomac.

Pendant tout le temps que durent ces désordres digestifs, la malade est abattue, dans une angoisse inexprimable, il lui est impossible de se mouvoir sans être prise de vertige, qui ne cesse que lorsque l'estomac a été vidé par le vomissement. C'est bien là une forme du vertige stomacal, que le malade différencie d'un autre vertige qu'elle éprouve quelquefois la matin à jeun ou à des moments éloignés des repas, et qui est un vertige anémique.

Il existe de plus chez cette malade une constipation opiniâtre, avec rareté des matières fécales et sans alternative de diarrhée.

La malade est soumise à l'usage des eaux de Plombières, sous forme de bains, à température agréable, sur la limite du frais plutôt que sur la limite du chaud, et d'une durée de trente à trente-cinq minutes.

Après un séjour d'une semaine, les vomissements n'ayant point cédé au traitement externe uniquement employé, on arrive à l'usage interne de l'eau de la source des Dames, prise à sa température native, à la dose d'une cuillerée à bouche toutes les deux heures; l'eau est d'abord vomie comme le reste; mais, après quatre à cinq jours de persévérance, elle commence à être tolérée, et bientôt il n'y a plus qu'un ou deux vomissements par jour, composés non pas tant de matières alimentaires que de matières muqueuses et légèrement acides. Au bout de quinze jours, les vomissements ont complétement cessé, et en même

temps qu'on administre l'eau en bains et en boissons, on remédie à la constipation par l'emploi d'une douche ascendante
quotidienne.

Le régime peut être varié, en se composant surtout de viandes
rôties et grillées et d'une très-petite quantité de pain.

Quand Mlle X... quitte Plombières, il y a dix jours qu'elle n'a
eu de vomissement; mais les symptômes généraux liés à l'anémie persistent. De retour chez elle, à la campagne, elle est soumise à l'emploi des amers et du quinquina; les forces reviennent
peu à peu, et pendant toute l'année elle n'a pas plus de trois ou
quatre vomissements.

L'été suivant, Mlle X... revient à Plombières pour consolider
sa guérison. Elle est obligée d'occuper un rez-de-chaussée humide et mal éclairé, et au bout de deux ou trois jours, elle est
prise de phénomènes aigus et de symptômes d'un épanchement
pleurétique, qui, pendant six semaines, empêchent toute application hydro-minérale; la maladie a un cours régulier, et, pendant la convalescence, Mlle X... fait usage de l'eau à l'intérieur;
avant son départ, elle peut prendre une série de dix bains.

Malgré ce fâcheux incident, l'estomac ne présente aucun
trouble, la santé générale s'améliore de plus en plus, et bientôt
Mlle X... peut se marier et devenir mère, sans autre accident
que les malaises physiologiques. En 1864, la guérison ne s'était
pas démentie.

Cette observation est intéressante par la nature des phénomènes qui compliquent la gastralgie. Les vomissements incoercibles sont rares dans la gastralgie idiopathique; le plus souvent
ils sont sympathiques de l'altération ou des souffrances d'un organe éloigné, de l'utérus, du cerveau, etc. Ce qui n'est pas moins
remarquable, c'est le succès du traitement hydro-minéral, malgré la durée et la ténacité des accidents.

IIe OBSERVATION.

Gastralgie, datant de trois ans. — Insuccès des divers traitements. — Guérison
rapide à Plombières.

Mme X..., âgée de 50 ans environ, assez forte, bien constituée, de tempérament nerveux, a toujours habité Paris, où elle

vit dans des conditions hygiéniques très-satisfaisantes. Elle n'a jamais fait de maladie grave, mais elle a eu, pendant sa jeunesse, des accidents nerveux très-persistants : elle a souffert longtemps de névralgies, à siége variable, localisées de préférence à la tête, à la face, et quelquefois à l'estomac.

Il y a trois ans, la névralgie parut se fixer sur cet organe, et les souffrances devinrent de plus en plus vives. La malade, qui avait eu, à différentes reprises, des accidents semblables, ne fit pas d'abord de traitement régulier, mais, au commencement de l'hiver 1867, les douleurs devinrent si persistantes que Mme X... réclama nos conseils. A cette époque, la malade a perdu de son embonpoint; elle n'est pas anémique, elle paraît surtout fatiguée, et elle accuse une diminution considérable des forces et de l'aptitude à la marche.

Elle a conservé l'appétit, la soif n'est pas exagérée, et la langue est naturelle et sans enduit. Les aliments, quels qu'ils soient, sont acceptés par l'estomac, les plus lourds en apparence sont parfaitement digérés; les liquides froids, la glace et les fruits déterminent seuls des troubles. Pendant deux heures environ après le repas, Mme X... n'éprouve aucune douleur, les fonctions de l'estomac s'accomplissent régulièrement, sans renvois, sans ballonnement et sans trouble sympathique d'aucune sorte. Mais, au bout de ce temps, le creux épigastrique devient douloureux, la moindre pression, le poids des vêtements sont la cause de vives souffrances; la malade les compare à des crampes, à des griffes, à des brûlures, suivant leur intensité. Ces douleurs vont en augmentant et en s'accompagnant de tympanite jusqu'au repas suivant qui les calme aussitôt; elles reparaissent de nouveau deux ou trois heures après l'ingestion des aliments.

Ces crises se représentent la nuit comme le jour et troublent le sommeil; elles sont augmentées par la fatigue, la marche et les émotions. Une seule chose les calme momentanément, c'est l'ingestion d'aliments et d'aliments solides, en quelque petite quantité que ce soit.

Toute la maladie se résume dans ce phénomène, douleur. Il n'y a jamais de vomissement ni d'autres troubles de la digestion stomacale ou intestinale; cependant la constipation est habituelle.

Pour combattre cette gastralgie, nous avons employé tous les moyens usités en pareil cas, mais sans succès; un vésicatoire saupoudré de morphine, l'opium en pilules; les injections de morphine amenèrent un peu d'amélioration ; aussitôt qu'on cessait leur usage, les douleurs, seulement atténuées, reparaissaient aussi vives. Dans la pensée que la présence d'un tænia pouvait avoir été la cause de cette affection si rebelle, nous prescrivîmes une dose de kousso qui n'amena l'expulsion d'aucun anneau.

A la fin de l'hiver la malade était plus souffrante que jamais, nous lui donnons le conseil de se rendre à Plombières le plus tôt possible.

Elle y arrive au commencement de juin 1867 ; elle est mise aussitôt en traitement, et elle prend chaque jour un bain tiède de trois quarts d'heure, avec douche de cinq minutes, au sortir du bain. Après une semaine, les douleurs diminuent graduellement, mais la malade ressent une fatigue énorme; malgré la modération avec laquelle le traitement est appliqué, elle est obligée de temps en temps de le suspendre. Mme X... passe un mois à Plombières; à la fin de la saison, les douleurs ont complétement cessé, mais elle conserve, dans l'intervalle des repas, une sensation de gonflement à l'estomac. Ce symptôme persiste six semaines environ, en même temps que la fatigue déterminée par le traitement. Au commencement de l'hiver, Mme X... se sent très-bien, elle a retrouvé ses forces, et l'estomac n'est le siége d'aucune douleur. Nous avons occasion de la voir assez fréquemment; elle a repris son embonpoint, sa gaieté et sa vie habituelles. Vers le mois d'avril, elle a, à deux ou trois reprises, des sensations douloureuses qui font craindre le retour de son affection; mais il n'en est rien. Elle est assez bien au commencement de l'été pour que nous ne jugions pas nécessaire de lui faire suivre un nouveau traitement thermal. Depuis cette époque, Mme X... se porte parfaitement; elle n'a ni douleurs d'estomac ni névralgies d'aucune sorte.

Cette observation est un type de névralgie de l'estomac, sans mélange d'aucun symptôme dyspeptique; les faits de ce genre sont rares : presque toujours la gastralgie accompagne d'autres phénomènes, qui donnent un aspect particulier à la maladie. Ce sont ces combinaisons de symptômes divers qui ont conduit à admettre toutes les variétés de formes des maladies chroniques de l'estomac, suivant la prédominance de tel ou tel phéno-mène.

Cette observation est encore remarquable par la rapidité de l'action des eaux de Plombières sur une affection aussi ancienne, et par la persistance de la guérison, qui ne s'est pas démentie depuis deux ans.

IIIᵉ OBSERVATION.

Dyspepsie ancienne. — Névropathie consécutive.

Laurençon, 42 ans, journalier, de Lunéville, entre à l'hôpital de Plombières le 7 juillet 1868, salle Saint-Stanislas, n° 8.

Il est malade depuis cinq ans : à la suite d'une fluxion de poitrine, il a eu, dit-il, une gastrite; peu de temps après le repas, il vomissait ce qu'il venait de prendre; le matin à jeun il avait souvent aussi des vomissements d'eau acide ou de bile; il a suivi divers traitements. Depuis trois ans il ne vomit plus, mais il a perdu l'appétit; l'ingestion des aliments est accompagnée de douleurs, de pesanteurs qui le forcent souvent à interrompre son repas. Il a beaucoup maigri depuis sa maladie; ses forces sont perdues et il ne peut plus se livrer à son travail habituel.

Le 8 juillet, nous examinons ce malade, à son entrée à l'hôpital. Il paraît plus que son âge, la peau est terreuse, sèche, avec une teinte jaune qui se remarque aussi aux sclérotiques; les membres sont décharnés, amaigris, et l'ensemble de sa personne indique un état de souffrances prolongées.

La langue est large, rouge à la pointe, peu chargée; l'appétit n'existe pas, la digestion ne peut se faire sans douleur. L'examen de l'abdomen ne présente rien de remarquable, pas de tumeur à l'estomac ni aux intestins; le ventre est souple, douloureux seulement au niveau de l'épigastre; le foie a ses limites normales, et les autres organes sont intacts. Le cœur bat régulièrement; à la base nous entendons un léger souffle au premier temps.

Le malade accuse, en dehors des troubles de la digestion, l'existence d'une douleur qui siége à l'épaule gauche, s'irradie vers le bras et quelquefois vers les parois de la poitrine ; cette douleur, intermittente, variable dans son intensité, existe depuis six mois environ ; elle paraît occuper les branches du plexus brachial et ne s'accompagne d'aucune altération de la peau ni des muscles.

Le traitement consiste en un bain tiède d'une heure et une douche de cinq minutes après le bain ; le malade accuse un peu d'étouffement, en entrant dans le bain.

Le 10. On fait donner une douche de cinq minutes sur les jambes, avant le bain.

Le 15. Il supporte très-bien son traitement ; ses digestions se font plus facilement, il peut manger davantage sans éprouver les pesanteurs si pénibles autrefois. La douleur névralgique de l'épaule persiste, elle est surtout intense la nuit, au point de troubler le sommeil. On fait, chaque soir, une injection sous-cutanée de 5 gouttes d'une solution d'atropine ; à la suite de l'injection, la douleur se calme pendant plusieurs heures.

Le 20. Les fonctions de l'estomac se font de plus en plus régulièrement ; il n'y a aucune douleur pendant la digestion depuis plusieurs jours ; le malade engraisse, son teint est meilleur, la peau ne présente plus cet aspect terreux et cachectique. Les douleurs névralgiques de l'épaule sont bien diminuées ; on les combat, jusqu'à leur disparition complète, par les injections d'atropine. — Bain tiède de deux heures, douche de dix minutes, un verre d'eau de la source des Dames, à prendre pendant le bain.

Le 28. Le malade est très-bien, il quitte l'hôpital, n'ayant plus aucun trouble dans ses digestions, et guéri de sa névralgie ; son état général est aussi modifié de la manière la plus heureuse.

Nous trouvons dans cette observation un point intéressant à étudier : ce malade est atteint d'une dyspepsie ancienne, qui a amené une insuffisance de la nutrition et un état général assez sérieux ; il est probable que c'est sous l'influence de cette débilité que la névropathie s'est développée. Cette succession de phénomènes n'est pas rare, du reste, et nous verrons souvent des phénomènes nerveux divers se manifester dans le cours d'une dyspepsie. Chez ce malade, la névralgie était assez intense et assez rebelle pour nécessiter l'emploi de moyens adjuvants. Il n'y a rien dans cette manière d'agir qui soit incompatible avec un traitement thermal; pendant que la médication s'adresse aux phénomènes initiaux, il est bon, lorsqu'on le peut, de combattre les symptômes secondaires; la maladie primitive n'en est que plus rapidement modifiée, et l'altération de la constitution se répare plus facilement, grâce à l'action reconstituante des eaux minérales.

IVe OBSERVATION.

Dyspepsie gastralgique. — Névropathie.

Mademoiselle de la B.:...., 25 ans, d'un tempéramment nerveux, n'a jamais fait de maladie grave. Depuis plus d'un an, les fonctions de l'estomac ne s'accomplissent pas sans être suivies, peu de temps après l'ingestion des aliments, de douleurs au creux épigastrique, avec ballonnement du ventre et malaise général. A certains moments, ces souffrances ordinaires se transforment en véritables crises très-douloureuses, sous forme de crampes, avec vomissements, laissant après elles un anéantissement complet qui dure plusieurs jours; puis la maladie reprend sa physionomie habituelle.

A ces symptômes principaux se sont joints peu à peu des troubles secondaires : la menstruation a subi des dérangements fréquents, mais n'a jamais été complétement supprimée. Des douleurs névralgiques se sont montrées en certains points du corps, et particulièrement du côté des parois de la poitrine (névralgies intercostales); un certain degré d'affaiblissement des facultés intellectuelles, ou plutôt de fatigue qui empêche de suivre une conversation un peu sérieuse, et une extrême sensibilité nerveuse sont venues compliquer les désordres primitifs. Les forces sont considérablement diminuées. L'amaigrissement est porté très-loin et la peau a une teinte jaune-paille assez prononcée. L'examen de l'abdomen ne révèle aucune lésion organique, il existe seulement une sensibilité générale à la pression, surtout au creux épigastrique; la poitrine et les autres organes ne présentent aucune altération.

Au mois de juin 1855, Mademoiselle X.... est soumise, à Plombières, à l'usage de bains tièdes, pris chaque jour, et dont la durée varie de une heure et demie à deux heures. A la fin de son séjour, la sensibilité du ventre et les douleurs névralgiques avaient disparu complétement. Les phénomènes névropathiques s'amendèrent lentement ; cependant l'année suivante, mademoiselle X.... était assez bien portante pour pouvoir entrer au couvent et y suivre la règle accoutumée.

Vᵉ OBSERVATION.

Dyspepsie stomacale ancienne.

M. X...., âgé de 50 ans, a, depuis plusieurs années, l'estomac paresseux ; sa maladie, caractérisée d'une manière générale par l'irrégularité de l'appétit et la difficulté des digestions, a été singulièrement aggravée dans ces derniers mois par des peines morales excessives. Aujourd'hui la langue est volumineuse, à bords marqués par l'empreinte des dents, la face supérieure est blanche, avec enduit jaunâtre à la base ; la bouche est constamment pâteuse et sèche ; l'appétit n'existe, pour ainsi dire, qu'au déjeuner, qui est le repas où M. X... mange le plus et presque le seul où il mange. L'ingestion des aliments se fait bien et n'est suivi d'aucun accident immédiat ; mais au bout de peu de temps il se produit dans la région épigastrique un sentiment de pesanteur et de gêne considérable ; la face se colore fortement et devient le siége d'une chaleur pénible ; la respiration est gênée par le ballonnement du ventre ; tout travail, la marche même deviennent impossibles.

Ces symptômes sont plus accentués quand l'ingestion des aliments a été plus considérable qu'à l'ordinaire ; leur nature est aussi une cause de troubles plus marqués, l'alimentation maigre, les ragoûts, les sauces les ramènent d'une manière certaine. Pendant plusieurs heures que dure la digestion, le malaise ne cesse pas, le sommeil est troublé et nullement réparateur.

Le malade arrive au mois d'août 1858 à Plombières ; il est mis en traitement par les bains et les douches tièdes au sortir du bain ; à la fin de sa saison, il prend quelques douches écossaises ; à différentes reprises, il essaye de prendre de l'eau en boisson, mais elle augmente chaque fois les pesanteurs d'estomac, sans aucun profit, et il est obligé de la suspendre.

Après des alternatives de bien et de mal, M. X... quitte Plombières dans un état assez satisfaisant ; peu à peu, les fonctions de l'estomac se régularisent, et trois mois après, ce qui est assez fréquent, il éprouve une amélioration telle que les troubles digestifs deviennent pour lui une rareté.

Ce fait est un type de dyspepsie stomacale, sans mélange de gastralgie. Nous avons déjà fait remarquer, à propos de l'observation II, combien il était rare de rencontrer des affections chroniques de l'estomac à l'état de simplicité. Ce fait est un exemple de dyspepsie atonique, qui a été heureusemnt modifiée par l'action stimulante du traitement hydro-thermal.

VIe OBSERVATION.

Rhumatisme. — Dyspepsie.

Adnot (Joseph), 23 ans, ouvrier de fabrique, de Saint-Dié, est envoyé à Plombières au mois de juillet 1868. Il entre à l'hôpital, salle Saint-Stanislas, n° 7.

Il est brun, fort et vigoureux, sans amaigrissement notable. Il a été très-bien portant jusqu'à l'âge de 17 ans ; à cette époque, il contracta un rhumatisme articulaire aigu qui le retint trois mois au lit. L'année suivante, il commença à souffrir de l'estomac : il avait, après les repas, un sentiment de chaleur, de brûlure au creux épigastrique, avec ballonnement du ventre, gêne de la respiration et malaise général. Ces accidents, assez peu intenses, ne l'empêchèrent pas de travailler et, pendant quatre ans, il ne fit aucun traitement.

L'année dernière, il eut une nouvelle atteinte de rhumatisme, caractérisée par des douleurs musculaires vagues, et par des névralgies qui se sont localisées à la tête, à la face et à la mâchoire.

Après la cessation de ces douleurs, les phénomènes gastriques prirent plus d'intensité. La bouche était généralement amère, la langue chargée, la soif vive, l'appétit très-irrégulier, l'estomac était presque constamment douloureux à la pression ; l'ingestion des aliments et surtout des liquides réveillait les souffrances. Il avait quelquefois des vomissements composés, soit de matières alimentaires, soit le plus souvent de mucosités acides ou amères.

Il suivit, dans son pays, un traitement composé de purgatifs répétés et plus tard de bi-carbonate de soude, de fer, etc., mais sans résultat marqué.

Le 8 juillet, il est dans l'état suivant :

Il n'a pas de fièvre ; la langue est mince, rouge à la pointe, sans enduit ; l'appétit est complétement perdu ; il n'a pas eu de vomissements depuis quelques jours. L'examen des organes abdominaux ne présente rien de remarquable, si ce n'est une distension exagérée du grand cul-de-sac de l'estomac, et une sensibilité vive de tout l'organe à la pression ; le foie à ses limites normales, et l'intestin n'est pas douloureux.

Toutes les fois que le malade ingère des aliments, même en petite quantité, ses souffrances sont plus vives au creux épigastrique, le ventre se ballonne, il sent des bouffées de chaleur lui monter à la tête, et il a souvent des vertiges après ses repas. Peu à peu, il a perdu ses forces, le sommeil est troublé par la difficulté des digestions, et il a été obligé de cesser son travail depuis plusieurs mois.

Il commence son traitement le 8 juillet, en prenant chaque jour un bain de une heure un quart et une douche de cinq minutes.

Le 15 juillet, ses forces reviennent ; depuis deux jours il ne se sent plus fatigué ; il a retrouvé un peu d'appétit, mais ses digestions sont toujours difficiles et douloureuses ; la bouche est toujours amère et la soif vive. La constipation, qui était habituelle, cède facilement à l'usage de la douche ascendante. On lui prescrit, un quart-d'heure avant le repas, une cuillerée à café de :

Elixir de Peyrilhe............. 15 grammes.

Teinture de Simarouba...... 8 —

Teinture vineuse thébaïque. 1 —

Un bain de deux heures chaque jour, douche de dix minutes ; dans le bain et dans la journée, deux verres d'eau de la source des Dames.

Le 19. Il va bien, l'appétit, les forces reviennent ; il a à peine quelques douleurs pendant la digestion ; le ballonnement du ventre, la constipation n'existent plus.

Il continue le même traitement jusqu'au 28 juillet ; il sort de l'hôpital pour retourner chez lui dans un état très-satisfaisant, et pouvant laisser espérér une guérison complète.

L'observation de ce malade nous montre la dyspepsie associée au rhumatisme. L'affection gastrique, dans ce cas, est évidemment diathésique ; dans l'observation précédente, nous avons vu un fait de dyspepsie simple tenant à des causes hygéniques. Il semble qu'on doit trouver dans ces deux affections, de causes si diverses, des symptômes particuliers, propres à les différencier ; il n'en est rien, les troubles gastriques ne présentent aucun caractère distinctif, et ce n'est que par les phénomènes antérieurs ou concomitants qu'on peut classer ces affections.

VIIᵉ Observation.

Herpétisme. — Dyspepsie. — Alternance des manifestations, à la peau et à l'estomac.

Mme la générale X... vient à Plombières en 1860. Elle est de constitution grêle et nerveuse ; le réseau capillaire cutané de la face est très-développé, ses oreilles sont rouges et volumineuses, ses cheveux rares, et toutes ces parties, la face, les oreilles, et le cuir chevelu sont le siége d'une légère desquamation épidermique (pityriasis). La malade a dépassé l'âge critique, mais à cette époque elle a eu plusieurs atteintes d'eczéma et d'acné rosacea, pour lesquels elle a employé les bains amidonnés, les alcalins, les délayants, etc.; dans l'intervalle de ces diverses manifestations herpétiques ont apparu les premiers symptômes de dyspepsie, caractérisée particulièrement par la lenteur des digestions, la pesanteur, la tendance au sommeil et une constipation opiniâtre. Depuis quelques mois, ces phénomènes ont beaucoup augmenté, et c'est pour les combattre que la malade est envoyée à Plombières.

On lui prescrit des bains tempérés, additionnés d'amidon. Au sixième ou septième jour, la malade perd le sommeil et accuse de la fièvre ou plutôt un certain degré d'éréthisme vasculaire et nerveux. Au bout de quarante-huit heures, apparition de démangeaisons et de rougeur eczémateuse à la partie supérieure des cuisses, en même temps que le visage se colore et menace de devenir lui-même le siége d'une manifestation herpétique. Aussitôt les symptômes dyspeptiques disparaissent, et après un repos de quatre jours, le traitement est repris : les bains sont donnés à basse température, avec addition de son, qui semble calmer davantage. Mme X... passe un mois à Plombières, sans que de nouvelles poussées herpétiques se soient montrées et sans que la dyspepsie ait reparu.

De retour à la campagne, dans les environs de Rheims, elle suit à domicile une cure de raisin ; les dernières manifestations de l'eczéma s'éteignent, mais elles sont bientôt remplacées par des phénomènes gastriques analogues aux précédents, à l'exception toutefois de la constipation, qui, combattue à Plombières par les douches ascendantes, n'a pas reparu pendant six mois.

Au bout de ce temps, la constipation redevient opiniâtre, les symptômes dyspeptiques s'accentuent davantage, et la malade revient à Plombières l'année suivante. Elle ne porte pas de trace d'eczéma, si ce n'est un peu de pityriasis du cuir chevelu, et il semble qu'on n'ait qu'à se préoccuper des troubles digestifs. Instruit par ce qui s'était passé l'année précédente, on procède avec une extrême prudence à l'application du traitement : pendant la première semaine, la malade prend tous les deux jours un bain tiède, additionné de son ; malgré cela, un léger mouvement d'excitation générale se manifeste, avec apparition de quelques plaques eczémateuses isolées et très-limitées sur le cou. La constipation avait cédé dès les premiers bains, et avec elle les accidents dyspeptiques ; Mme X... prit vingt bains pour tout traitement et quitta Plombières, débarrassée de ses troubles dyspeptiques et des dernières manifestations cutanées.

Cette dyspepsie est certainement sous l'influence de la diathèse herpétique, et l'observation montre d'une manière évidente le balancement qui existe souvent entre le tégument externe et les organes digestifs ; mais nous répéterons ici ce que nous avons dit à propos de l'observation précédente : il n'est pas possible de trouver dans l'examen des faits des caractères précis ou des symptômes particuliers qui puissent différencier une dyspepsie diathésique d'une autre forme de la maladie.

VIIIe Observation.

Chloro-anémie. — Dyspepsie.

Mme X..., âgée de 23 ans, appartient à la classe riche des habitants de Paris ; son régime alimentaire ne laisse rien à désirer, et elle vit dans des conditions hygiéniques les plus favorables. Vers l'âge de 14 ans, au moment de l'établissement de la vie sexuelle, sa santé s'altère, et tous les symptômes d'une chloro-anémie se déclarent. Elle est soumise à un traitement ferrugineux, aux toniques de toute sorte, et ce n'est qu'au bout de dix-huit mois que la santé générale commence à se rétablir.

Elle se marie à 20 ans ; une grossesse survient et suit son cours dans d'excellentes conditions ; l'accouchement est heureux, sans perte notable ; les suites sont simples, mais, peu de temps après, les symptômes d'anémie reparaissent, avec faiblesse extrême, battements de cœur et troubles nerveux.

L'estomac participe bientôt à ces désordres et devient le siége d'une dyspepsie gastralgique très-prononcée ; des crampes douloureuses se montrent à des intervalles irréguliers, chaque repas amène des palpitations qui forcent la malade à garder le repos pendant plusieurs heures. Malgré l'usage du fer, des calmants de toute sorte, d'une alimentation substantielle, ces accidents persistent jusqu'au moment où la malade est envoyée à Plombières, en 1864. Elle y fit une saison, pendant laquelle elle prit des bains tempérés, des douches tièdes, des douches écossaises, et de l'eau ferrugineuse aux repas. Après ce traitement, les symptômes dyspeptiques disparurent, et l'anémie ne tarda pas à se modifier, pour ne plus reparaître depuis.

Cette dyspepsie est encore secondaire ; elle est survenue à la suite de l'altération du sang. L'anémie produit quelquefois la dyspepsie, le plus souvent c'est la dyspepsie qui entraîne l'anémie ; l'influence réciproque de ces deux états s'observe fréquemment.

IXe Observation.

Dyspepsie gastro-intestinale.

M. X..., 55 ans, a longtemps habité le Brésil, où il a contracté la fièvre jaune ; depuis plusieurs années il est atteint d'irritation chronique de l'estomac et des intestins. Il y a cinq ans, il vint en France pour chercher la guérison de ses souffrances. Après deux ans passés dans son pays, il retourna au Brésil, où il fut repris des mêmes accidents. Il se détermina alors à revenir tout à fait dans sa patrie.

Les accidents principaux éprouvés par M. X... consistent dans des digestions lentes, difficiles, accompagnées de céphalalgie, de borborygmes, de rapports acides et de douleurs vagues à l'estomac et dans l'abdomen, surtout vers l'ombilic. Les fonctions intestinales sont troublées; il existe une constipation habituelle, remplacée parfois par une diarrhée assez abondante de matières bilieuses, avec douleurs dans les reins, épreintes, etc. Dans ces crises, l'urine devient trouble, épaisse, rougeâtre, et elle contient de l'acide urique en assez grande quantité. Les nuits sont souvent mauvaises, agitées, et le matin, au réveil, la fatigue est extrême.

Le teint présente quelquefois une légère apparence jaunâtre, mais il n'y a ni engorgement ni douleur dans la région du foie

Une première saison passée à Plombières, en 1858, améliora beaucoup ces accidents de dyspepsie gastro-intestinale. Le traitement consista en boissons, en bains et douches et en douches ascendantes. L'hiver se passa beaucoup mieux que les années précédentes, et M. X... revint faire une seconde saison pour confirmer les résultats acquis.

Xᵉ OBSERVATION.

Dyspepsie gastro-intestinale. — Accidents nerveux consécutifs.

M. X..., âgé de 35 ans, très-nerveux, très-impressionnable, vient à Plombières en 1853.

Il est né d'un père et d'une mère rhumatisants et ne s'est jamais livré à aucun excès. Mais, incessamment préoccupé de ses affaires et des soins de sa famille, il a passé plusieurs années de sa vie au milieu d'inquiétudes, de mécomptes de tous genres, sans se donner les distractions qui lui étaient peut-être nécessaires.

Il y a deux ans, il a été pris de malaises indéfinissables du côté du cerveau, caractérisés par l'incapacité absolue de se livrer à son travail habituel, d'écrire, de lire même ; il éprouvait de plus une fatigue excessive des yeux qui l'empêchait de fixer les objets et un affaiblissement général des forces musculaires.

En même temps que ces phénomènes nerveux le préoccupaient vivement, il avait des troubles digestifs dont il ne tenait pas compte, à cause de leur ancienneté. En effet, depuis longtemps déjà son appétit était irrégulier, capricieux, ses digestions lentes et pénibles ; de plus il avait une constipation opiniâtre qui par moments faisait place à une diarrhée intense, sur laquelle ni le régime ni les soins n'avaient de prise.

Après avoir essayé bien des traitements sans résultat satisfaisant, le malade est envoyé de Lyon aux eaux de Plombières, dans le but de chercher un remède à sa dyspepsie et aussi pour le soustraire à ses préoccupations.

Pendant un mois il suit un traitement thermal régulier, composé de bains et de douches ; à la fin de son séjour, les accidents dyspeptiques avaient cessé, et les troubles névropathiques, qui étaient bien évidemment dus au fonctionnement irrégulier de l'estomac et de l'intestin, s'amendèrent graduellement, et finirent par disparaître l'hiver suivant, sans laisser aucune trace.

XIᵉ OBSERVATION.

Dyspepsie intestinale.

M. X...., âgé de 50 ans environ, est d'une constitution vigoureuse, mais avec prédominance du tempérament lymphatique et tendance à l'obésité. Il se livre à des travaux de cabinet très-assidus, et appelé par sa position à aller beaucoup dans le monde, il dîne souvent en ville ; il a une très-grande susceptibilité d'intestin, et le froid ou un écart de régime détermine chez lui de la diarrhée.

Pendant l'hiver de 1865, à la suite d'un de ces accidents, il voit la diarrhée s'établir d'une manière permanente et résister aux moyens appropriés. La diarrhée cède au printemps, en même temps que se déclare une bronchite catarrhale ; au commencement de l'été, la diarrhée reparaît. Il a chaque jour des selles molles et même liquides, avec un sentiment de faiblesse très-prononcé dès que leur nombre dépasse trois ou quatre dans la journée.

Il arrive à Plombières dans le courant de l'été 1866 ; peu de temps après son arrivée, sous des influences probablement multiples, changement de lieu, grand air, absence de travaux sérieux, et grâce au traitement thermal, administré en bains et en douches, les selles se réduisent à une ou deux, revenant régulièrement le matin, avec une consistance à peu près normale.

En quittant Plombières, M. X... fait un petit voyage et rentre à Paris dans les meilleures conditions de santé. Il passe un hiver très-supportable, avec quelques alternatives de diarrhée, mais de peu de durée. En 1867, il fait un nouveau traitement minéral qui est bien supporté et qui lui donne un hiver meilleur encore; une troisième saison, en 1868, consolide tout à fait sa guérison.

XIIe Observation.

Dyspepsie intestinale, consécutive au choléra.

M. X... a eu, au mois d'août 1854, une atteinte de choléra qui a laissé à sa suite une perturbation profonde dans les fonctions digestives.

L'appétit est conservé, l'estomac accepte et digère assez bien les aliments ; mais peu de temps après le repas, le ventre se ballonne, des gaz se forment et s'accumulent dans l'intestin ; cette seconde partie de la digestion s'accompagne d'un sentiment de malaise général, de fatigue et de torpeur.

Les selles, en partie liquides ou mal élaborées, sont nombreuses et se succèdent à intervalles rapprochés pendant le travail de la digestion.

Ces accidents ne tiennent à aucun écart de régime ; le malade est très-sobre, et la seule chose qu'on puisse reprendre dans son hygiène, ce sont ses habitudes sédentaires.

Au mois de juillet 1855, M. X... est soumis à Plombières à un traitement composé de bains et de douches ; la boisson ne peut être supportée, elle augmente la pesanteur et la flatulence.

Une première saison de trois semaines fut suivie d'une amélioration sensible, et, sans être guéri, M. X... eut des troubles digestifs beaucoup moins fréquents. L'année suivante il revint à Plombières se soumettre à un nouveau traitement qui le débarrassa complétement de sa dyspepsie intestinale.

On fit, avec ce malade, très-minutieux dans son traitement, quelques expériences sur les modifications, apportées par le bain, dans les qualités de l'urine ; on constate, par des examens faits avant, pendant et après le bain, un effet alcalinisant du traitement ; pendant sa durée, l'urine devient de moins en moins acide, jusqu'à un certain moment toutefois où l'action paraît s'arrêter, malgré la continuation du bain.

XIIIe Observation.

Dyspepsie intestinale, suite de fièvre typhoïde.

M. X..., âgé de 40 ans environ, vigoureusement constitué, a eu, il a trois mois, une fièvre typhoïde, à forme abdominale. La maladie, quoique sérieuse, n'a pas présenté, pendant son cours, de phénomènes particuliers ; mais la convalescence ne s'est pas établie franchement, le malade a conservé une dyspepsie qui n'a cédé ni au quinquina, ni au quassia amara ou à la teinture de noix vomique. L'appétit est peu marqué, les digestions sont lentes, le ventre se ballonne facilement, et la constipation est opiniâtre ; il existe de plus, avec cet état du tube digestif, différents troubles nerveux et une nutrition languissante.

Le malade vient à Plombières au mois d'août 1866 ; il y prend 16 bains, suivis de douches générales et de douches ascendantes. sous leur influence, les fonctions intestinales se réveillent, l'appétit renaît, et le malade est assez bien au bout de vingt jours de séjour pour n'avoir pas besoin de prolonger son traitement.

Il n'est pas rare de voir à Plombières des maladies intestinales, suite de fièvres typhoïdes ; en général, ces troubles consistent en une diarrhée rebelle, composée surtout de selles liquides ou mollasses, sur lesquelles l'intestin paraît n'avoir exercé qu'une action d'élaboration incomplète ; la nutrition pèche par défaut d'alimentation, l'amaigrissement est constant et tous ces malades se plaignent d'un abaissement marqué des forces musculaires.

Dans ces cas, le traitement par les eaux de Plombières paraît avoir le double avantage de réveiller l'activité des fonctions intestinales et de remonter l'organisme tout entier.

XIVe Observation.

Diarrhée chronique. — Chloro-anémie.

Mlle X..., âgée de 19 ans, d'un tempérament lymphatique et bilieux, est depuis longtemps atteinte d'entérite chronique; cette affection, qui a résisté à tous les moyens employés, a fini par amener une faiblesse générale et tous les symptômes de la cachexie chlorotique avec menstruation difficile et irrégulière.

Mlle X... ne mange pas, se promène à peine, et fréquemment elle a des syncopes sous l'influence du mouvement ou des émotions; il ne passe pas de jour qu'elle n'ait huit à douze selles, composées de liquide séreux, mêlé de matières indigérées, de flocons muqueux, et accompagnées de violentes coliques. Elle est mise en traitement aussitôt son arrivée à Plombières (juin 1853); elle prend chaque jour un bain de trois quarts d'heure à une heure un quart, en augmentant progressivement la durée du bain. Pendant les huit premiers jours, il ne se manifeste aucune amélioration; les selles sont aussi nombreuses et de même nature, les syncopes aussi fréquentes et l'appétit toujours nul.

Il paraît alors nécessaire d'intervenir par d'autres moyens, afin d'établir du côté de l'intestin une tolérance qui permette de continuer les eaux. On prescrit :

    Décoction de racine de colombo. . . . 125 gr.
    Extrait de noix vomique. . . . . . . 0,05 centigr.
    Sirop d'écorce d'oranges amères. . . . 30 gr.

2 cuillerées à bouche toutes les deux heures.

Sous l'influence de cet adjuvant, les selles diminuent, l'appétit semble reparaître, on peut faire sucer une côtelette; la malade continue ses bains tous les jours.

Après une semaine environ, les selles se réduisent à deux par vingt-quatre heures, une le matin au réveil, impérative, consistant en matières plus ou moins bien digérées, mêlées à un liquide séro-bilieux; la deuxième dans la soirée, tout à fait séreuse, avec quelques flocons muqueux. On insiste sur la potion à la noix vomique, et on prescrit l'usage de la viande crue; le traitement est ainsi continué pendant un mois.

Au départ de la malade, les syncopes sont plus éloignées, la promenade est possible et l'appétit renaît, en même temps que les forces augmentent et que le teint s'améliore. Le Dr Gibert, au retour de la malade, est étonné de la transformation opérée dans son état général.

Mlle X... continue la viande crue et la potion amère, alternant avec des pilules de tannin et de diascordium, et elle fait chaque jour des lotions froides.

Sous l'influence de cette médication, la malade voit sa santé s'améliorer; elle passe une année entière à en prendre soin, et l'année suivante elle peut revenir à Plombières dans un état relativement bon.

Pendant cette nouvelle saison, elle peut prendre des bains, des douches, et s'abstenir de toute médication étrangère; et le résultat est tellement favorable, que pendant l'année suivante Mlle X... n'a été atteinte de diarrhée passagère que deux ou trois fois, encore lui était-il possible d'en trouver la cause dans l'usage d'aliments mal appropriés.

Mlle X... fit une troisième session, après laquelle sa santé était parfaite; elle a pu se marier et devenir mère de plusieurs enfants. Ces couches assez rapprochées ayant de nouveau débilité la santé générale, la malade est revenue à Plombières en 1866 et 1867, et aujourd'hui elle est très-bien portante.

Ce fait démontre la nécessité d'un traitement adjuvant pendant la médication thermale. Malgré la répugnance qu'on peut avoir à user de moyens accessoires, il est quelquefois indispensable de prescire des médicaments qui font tolérer les eaux, les aident dans leur action reconstituante et permettent aux malades de continuer une médication dont ils devront plus tard recueillir les bénéfices.

Quel a été, dans ce cas, le rôle des eaux?

La malade avait des troubles digestifs qui, par leur persistance, avaient entraîné une altération de la nutrition. Au début du traitement, il n'y a pas de modification; mais, aussitôt qu'on intervient à l'aide de médicaments capables de diminuer la diarrhée, l'amélioration devient sensible.

L'action des eaux, ainsi secondée, peut alors s'exercer sur le système nerveux abdominal et régulariser les fonctions intestinales; la nutrition devient possible, et la santé générale s'améliore. Puis, à la fin de la première saison et dans les cures suivantes, la médication hydro-minérale agit comme modificateur général pour relever cette économie profondément altérée par la diarrhée chronique et les troubles digestifs.

XV⁰ OBSERVATION.

Diarrhée chronique. — Phénomènes réflexes vers les membres inférieurs.

M. X... est atteint de diarrhée depuis quinze ans environ; cet état est entretenu par une alimentation mal réglée et des excès de table. Depuis deux ou trois ans, outre la liquidité des matières excrétées, il y a soudaineté des évacuations, dès que le malade marche ou se promène à l'air libre. Le spectacle, le dîner en ville, toute espèce de distraction prise en dehors de l'appartement, sont devenus impossibles à cause de cette infirmité; cependant cet état n'est pas incompatible avec une certaine fraîcheur de teint et un embonpoint assez prononcé.

L'année dernière, sous l'influence de l'épidémie cholérique, ces accidents prirent assez d'acuité pour que M. X... se soumît à un traitement sévère pendant deux mois; il y eut un mieux notable, mais ce rétablissement fut loin d'être complet.

Il y a quatre mois, les accidents prennent plus d'acuité; les selles sont liquides et plus fréquentes, avec envies brusques et plus pressantes que jamais d'aller à la garde-robe à la moindre tentative de marche ou de sortie; perte totale de l'appétit, renvois presque incessants, flatulence abdominale, douleur épigastrique, sensation d'empâtement sur le trajet du côlon, notamment au niveau du point où le côlon se courbe pour devenir descendant; gène respiratoire, palpitations, etc.

Bientôt se manifestent quelques phénomènes réflexes portant spécialement sur les muscles du bassin et des membres inférieurs, contractions spasmodiques de ces membres qui se tordent et se roidissent, comme mus par un ressort, aussitôt que le malade essaye de se mettre sur son séant. Agitation nocturne, insomnie, mouvements incessants pendant le séjour au lit, besoin de se lever à chaque instant; inquiétudes, idées tristes, préoccupations sans motif sérieux, horreur de plus en plus prononcée pour les aliments, et spécialement pour toute espèce de viande; langue saburrale, jaunâtre, épaisse, peu ou point d'accélération du pouls.

Plus tard, faiblesse extrême, amaigrissement, fièvre hectique, quoique modérée, voix enrouée, voilée, presque éteinte, découragement profond.

Tous les moyens anti-diarrhéiques sont essayés sans succès, la viande crue même n'est pas supportée, à cause de la répugnance qu'elle inspire; le lait est ensuite essayé comme alimentation exclusive; il réussit assez bien pendant une quinzaine de jours, mais il finit par provoquer de la répulsion, et ont dut l'abandonner.

Enfin, en présence de l'insuccès de ces diverses médications, on a recours aux purgatifs répétés; tous les deux ou trois jours, un verre d'eau de Birminstorff, et dans l'intervalle une goutte de laudanum avant chaque potage.

Ce traitement réussit, et peu à peu les divers symptômes alarmants diminuèrent d'intensité; mais le malade conserva une grande tendance à avoir des selles liquides et des évacuations subites. C'est dans cet état qu'il est envoyé à Plombières, au mois d'août 1867.

La médication thermale fut très-bien supportée; les accidents disparurent complétement pour ne plus se montrer, grâce à un régime sévère.

XVIᵉ OBSERVATION.

Diarrhée chronique. — Cachexie.

M. G..., 41 ans, habite Paris depuis neuf ans. Il vit dans des conditions hygiéniques assez satisfaisantes et ne peut assigner de cause à sa maladie.

Depuis le mois de décembre 1851, il est atteint de diarrhée. Au début, il avait dix à douze selles par jour; maintenant elles sont moins fréquentes, mais elles sont toujours liquides et impératives. Quand il est quelque temps à n'avoir qu'une ou deux selles par jour, il est pris de débordements qui amènent pendant plusieurs jours des selles plus nombreuses. Dans le commencement de sa maladie, les selles avaient lieu en général quelques heures après les repas et se succédaient rapidement ; maintenant elles se produisent surtout le matin au réveil.

Les selles se composent de matières liquides, séreuses, mêlées de mucosités et de matières alimentaires mal élaborées ; elles n'ont jamais été sanguinolentes. Le ventre n'est pas douloureux, mais il est souvent ballonné.

L'état général est mauvais, le malade est maigre, pâle, anémique ; il y a autour des malléoles un léger œdème, plus marquée le soir. L'appétit est conservé, la langue n'est pas chargée ; jamais il n'y a eu de fièvre ni de phénomènes aigus.

Ce malade, à cause de sa débilité générale, est mis en traitement avec une extrême prudence. Il prend des bains très-courts et tièdes ; ce n'est que plus tard, lorsque l'amélioration dans sa santé générale commence à se faire sentir, qu'on augmente leur durée et qu'on y joint les douches. Peu à peu les fonctions intestinales se régularisent, la diarrhée diminue, les selles sont moins nombreuses, et, vers la fin de son séjour, elles sont souvent naturelles. M. G... reste deux mois à Plombières, et prend en tout 47 bains, et 32 bouches après le bain. Son état général est très-satisfaisant à son départ, et depuis la guérison s'est maintenue.

Chez beaucoup de malades, surtout chez ceux qui sont débilités par une longue maladie, ce n'est pas chose indifférente que le début du traitement ; on rencontre quelquefois des susceptibilités particulières qui s'exaspèrent par l'application trop énergique de la médication et qui ne peuvent plus la supporter ensuite.

L'observation suivante est un exemple curieux de l'intolérance des eaux.

XVIIᵉ Observation.

Diarrhée chronique. — Intolérance des eaux.

M. X..., âgé de 35 ans, svelte, maigre, nerveux, arrive à Plombières, ayant chaque jour dix à douze selles, composées de matières liquides, mêlées de débris muqueux abondants.

Dès le premier bain, chose remarquable et qui n'est pas très-rare, les selles diarrhéiques disparaissent et font place à des selles normales, moulées et parfaitement régulières.

Il suit pendant une saison un traitement consistant en bains en baignoire d'une heure à une heure et demie, et en douches après le bain. Il quitte Plombières parfaitement guéri. Une année entière se passe dans les conditions les plus satisfaisantes, et si M. X... revient l'année suivante à Plombières, c'est, comme le disent si mal à propos les malades, par un sentiment de reconnaissance et pour confirmer la guérison obtenue.

M. X... est sobre, ne faisant aucun écart de régime et sachant se soustraire à l'influence pernicieuse de la table d'hôte. Il recommence le même traitement que l'année précédente, mais, après le septième ou le huitième bain, il est pris d'une diarrhée de même nature que celle dont il n'avait pas eu d'atteinte depuis un an. Cet accident ne paraît pas de nature à faire suspendre le traitement; il y a lieu d'espérer qu'en continuant on verra cesser, comme l'année précédente, une maladie réveillée peut-être par l'action stimulante des eaux; mais il fut impossible de prolonger le traitement au delà de quinze jours : plus le malade se baignait, plus les selles étaient nombreuses. Le suppression des bains ne rendit pas à l'intestin son fonctionnement normal. Le malade quitta Plombières, et, pendant plus de deux mois, M. X... eut les mêmes accidents, qui disparurent enfin pour ne plus revenir, laissant le malade guéri de tout sentiment de reconnaissance pour les eaux, qui lui avaient été si utiles la première fois.

L'intolérance des malades pour les eaux minérales n'est pas rare ; elle peut être déterminée par des causes qui se rattachent au malade lui-même, à son idiosyncrasie ; mais il y a d'autres causes, tout à fait accidentelles, qui dépendent du traitement ou de la façon dont il est commencé. En voici un exemple :

M. X..., 60 ans, atteint de rachialgie rhumatismale, arrive à Plombières, et de son propre mouvement prend un bain, suivi d'une douche mal réglée, beaucoup trop chaude.

Au sortir du bain, il éprouve une surexcitation excessive et passe trois jours et trois nuits avec la fièvre. Au bout du troisième jour, le malade est mieux, on lui prescrit un bain court et tempéré. Mais ce bain est lui-même mal supporté.

Depuis ce moment, malgré toutes les tentatives qui furent faites, il fut impossible de faire supporter le traitement; le malade dut y renoncer, quoiqu'il eût pris l'année précédente une série de bains dont il s'était très-bien trouvé.

Ce fait n'est pas isolé; on rencontre souvent, dans la pratique thermale, des malades qui, soumis, au début du traitement, à des bains d'une température trop élevée, ont développé en eux une susceptibilité que des conditions plus favorables n'ont pu vaincre.

Si les observations que nous venons de citer sont intéressantes au point de vue de la tolérance ou de l'intolérance des malades pour les eaux minérales, l'observation XVII est remarquable à un autre égard : l'instantanéité de la disparition d'une diarrhée ancienne à la suite d'un seul bain. Tout médecin étranger à la pratique des eaux minérales serait autorisé à ne voir là qu'un phénomène accidentel et de coïncidence; mais les praticiens qui ont vieilli dans la clinique thermale savent que les faits de ce genre ne sont pas rares; ce sont eux qui tendent à donner crédit aux idées d'influence électro-magnétique des eaux minérales sur l'organisme. Il est bien difficile, en effet, d'expliquer la disparition subite d'une diarrhée ancienne par l'action purement hydro-minérale; on se demande s'il n'est pas plus rationnel d'attribuer ces influences à l'action d'un agent dynamique qui peut se faire sentir d'une manière instantanée.

XVIIIe Observation.

Diarrhée contractée en Algérie, datant de deux ans et demi.

M. le colonel X..... a passé trois ans en Algérie; il eut, la première année de son séjour, des accès de fièvres intermittentes, qui furent traités par le sulfate de quinine à haute dose et par l'acide arsénieux. Il fut ensuite atteint d'un dérangement intestinal, caractérisé à l'origine par un simple flux séreux. Ce trouble, qui existe depuis plus de deux ans, a entraîné l'amaigrissement et la perte des forces; malgré toutes les prescriptions hygiéniques et autres, la diarrhée n'a pas cessée : elle se montre surtout dans la matinée ; de six heures du matin à midi, le malade est forcé d'aller cinq à six fois à la selle ; dans la journée, il est rare que le même besoin se fasse sentir, à moins que M. X... ne se soit exposé à une fatigue physique quelconque ou qu'il ait eu quelque émotion morale vive.

Le malade, qui n'avait jamais souffert des voies digestives avant l'emploi de la quinine et de l'arsenic, attribue sa diarrhée à l'usage de ces médicaments ; il demande son retour en France et, confiant dans le changement de climat, il va passer quatre mois dans sa famille, en Touraine, sans faire aucun traitement. Les forces générales s'améliorent, cependant la diarrhée ne cesse pas ; on essaye alors les préparations opiacées, qui modèrent les selles, mais déterminent de si violents maux de tête que le malade dut y renoncer. C'est dans ces circonstances qu'il est envoyé à Plombières dans le courant de juillet 1859.

Il est soumis à l'usage des bains tièdes de une heure à une heure trois quarts ; la douche, employée conjointement, dut être abandonnée dès le troisième bain, elle produisait, quoique donnée avec modération et de courte durée, une telle lassitude que le malade ne pouvait plus se livrer au moindre exercice. Le traitement fut réduit aux bains et à l'introduction dans le rectum d'un très-petite quantité d'eau minérale tiède.

Le malade séjourna un mois à Plombières, et durant les quinze premiers jours, il n'obtint aucune amélioration ; mais, à partir de cette époque, les selles devinrent moins abondantes, moins séreuses, et le bol fécal commença à se mouler ; à la fin de son séjour, le malade n'avait plus qu'une ou deux selles par jour, la première naturelle; le matin au réveil, la seconde après le déjeuner, simplement pultacée mais non séreuse.

Le malade est revu, quelques mois après, complétement guéri.

XIXe OBSERVATION.

Dysenterie chronique, contractée en Cochinchine, datant d'un an.

Deux jeunes gens, MM. B..., de haute naissante et d'origine italienne, viennent à Plombières en 1867. Leur père, très-préoccupé de l'état de leur santé, a tenu à les accompagner. L'aîné, âgé de 26 ans, est atteint d'une constipation opiniâtre, qui cède après quelques jours de traitement par les bains et les douches ascendantes; nous avons su depuis que la guérison s'était maintenue.

Le second, âgé de 24 ans, d'une constitution vigoureuse, a fait la campagne de Cochinchine avec l'armée française. Après un séjour de quelques mois dans ce pays, il a contracté des fièvres intermittentes et ensuite une dysentérie. Cette maladie a été extrêmement grave, et M. B... a dû rentrer dans sa patrie pour se guérir. Depuis cinq mois qu'il est de retour, la maladie n'a pas cédé. Le malade est d'une maigreur extrême, son teint est pâle et cachectique, ses forces sont épuisées. Il a chaque jour de trois à six selles, ayant essentiellement le caractère dysentérique; chaque selle laisse le malade sous l'impression d'un ténesme insupportable et d'une grande fatigue. On a vainément employé contre cet état toutes les médications en usage, la décoction blanche, l'eau albumineuse, le sous-nitrate de bismuth, l'opium, les astringents, le ratanhia, le kino, la thériaque, le diascordium, etc.; en désespoir de cause, le malade est envoyé à Plombières.

Il y avait à peine passé une semaine que ses selles, jusqu'alors pultacées ou muqueuses et sanguinolentes, se réduisaient à deux par jour, présentant, sous le rapport de la consistance et de la nature, une amélioration sensible. A la fin de son séjour, après vingt-cinq jours de traitèment environ, les selles sont réduites à une ou deux par vingt-quatre heures, et presque normales. La guérison se confirma peu à peu, et M. B... n'eut pas besoin de faire une seconde saison.

XX⁰ Observation.

Dysenterie chronique.

M. X...., 28 ans, d'une bonne santé habituelle, est assez fort et bien constitué. — L'automne dernier, à la suite de refroidissements et de fatigues contractés à la chasse, M. X... est pris de troubles intestinaux. Il se plaint d'une douleur sourde, fixée dans la région correspondant au côlon ascendant; la pression en cet endroit est douloureuse et développe presque toujours un faible gargouillement. Plusieurs fois par jour le malade rend, à la suite de quelques coliques, des matières peu abondantes, mal liées, d'un gris sale et recouvertes par places de mucus jaunâtre, sanguinolent et de taches de sang pur.

Le traitement employé ne modifie que peu ou pas cet état. Au mois de janvier 1868, trois mois après le début de la maladie, on soumet le malade au régime lacté; il ne prend que du lait pur ou additionné de bi-carbonate de soude et chaque jour un demi-lavement d'amidon; deux fois par semaine un bain tiède d'eau de son avec 125 grammes de sous-carbonate de soude. Au bout de peu de temps, les selles deviennent molles, bien liées, privées de sang et ne présentent plus que quelques stries de mucus; cependant les douleurs, la sensibilité à la pression et le gargouillement persistent dans les mêmes points.

Après six semaines environ du traitement lacte, l'état général est meilleur, la langue est nette et la sensibilité abdominale a bien diminué; on essaie d'introduire dans le régime quelques aliments solides; mais, à la suite d'un repas composé d'une soupe aux légumes et d'une petite quantité de merlan, M. X... est pris d'une indigestion assez violente, les troubles intestinaux reparaissent, et pendant quinze jours on est obligé de revenir au régime lacté dans toute sa sévérité. On essaya de nouveau de remplacer un repas de lait par quelques aliments solides et à trois reprises différentes ces essais furent l'occasion du retour des accidents, douleurs abdominales, trois ou quatre selles par vingt-quatre heures, composées de matières liquides, indigérées, mêlées de sang et de mucus.

Pendant plusieurs mois le malade observe la diète lactée; il arrive à absorber par jour un litre et demi ou deux litres de lait et deux potages; mais cette alimentation exclusive amène peu à

peu un embarras gastrique très-prononcé, inappétence, goût
amer de la bouche, langue saburrale, amaigrissement, teinte
subictérique de la peau. Pour remédier à ces accidents, on administre à cinq ou six jours d'intervalle deux légers purgatifs à la
magnésie. Peu à peu le malade revient à une alimentation
régulière, composée de potages, de viandes grillées, de légumes
verts, de compotes de fruits, d'échaudés, de croûtes de pain et
d'eau rougie; les garde-robes sont plus régulières, privées de
sang, mais toujours entourées de mucosités assez abondantes.

C'est pour faire cesser cet état et consolider sa guérison que
M. X... est envoyé à Plombières au mois de juillet 1868. Il prend
chaque jour des bains de une heure à une heure un quart, additionnés d'amidon, un quart de lavement avec un demi-verre
d'eau de la source des Dames, tiède, chaque matin. — Douche
en pomme d'arrosoir de dix minutes. A peine en traitement, les
selles se régularisent, se moulent et on n'y retrouve ni mucus,
ni traces de sang. Le malade, affaibli à son arrivée, reprend
des forces à vue d'œil et quitte Plombières dans un état qui
permet d'espérer une guérison complète; les renseignements,
recueillis quelques mois après, paraissent la confirmer.

XXXIe Observation.

Dysenterie. — Entérite chronique consécutive.

M. X..., d'une constitution délicate, d'un tempérament lymphatique et nerveux, est d'une grande sobriété; sujet aux mi-
graines, et habituellement constipé, il n'avait jamais été malade,
lorsque, l'automne dernier, dans le département de l'Isère, il est
pris d'une dysentérie formidable qui met longtemps sa vie en
danger; il a jusqu'à 100 évacuations muco-sanguinolentes en
24 heures. Il rentre à Paris après une longue convalescence,
excessivement faible, pâle et plus névropatique que jamais. Il
conserve toujours des troubles intestinaux, quelquefois de la diarrhée, plus rarement de la constipation; dans ce cas, il est obligé
d'avoir recours à un lavement qui amène une évacuation d'abord
naturelle, puis, une demi-heure après, une autre tout à fait
liquide; au bout de 2, 3 ou 4 heures, il est pris d'atroces coliques, sans résultat, qui se prolongent souvent une journée et
une nuit, avec inappétence complète, malaise général, faiblesse

du pouls, etc. Presque toujours l'administration d'un lavement provoque des crises semblables. Ces désordres ont apporté un trouble marqué dans la nutrition et sont une cause incessante de préoccupation pour le malade. Il vient à Plombières, en 1867, passer une saison ; après un traitement composé de bains et de douches, et suivi régulièrement pendant un mois, il rentre à Paris parfaitement guéri.

La dysentérie avait laissé chez ce malade un trouble dans la circulation et l'innervation abdominales ; les eaux de Plombières, par des appels successifs faits à la peau, ont régularisé les fonctions intestinales et amené promptement la guérison de désordres qui menaçaient de devenir permanents.

XXIIe Observation.

Constipation opiniâtre. — Catarrhe du côlon.

Mlle X..., âgée de 18 ans, est atteinte depuis son enfance d'une constipation opiniâtre, contre laquelle on a essayé toutes les pilules, les thés et les poudres imaginables ; les lavements de lait et de miel et les pilules de belladone ont eu plus de succès.

Mais bientôt les accidents changent de nature, et un véritable catarrhe intestinal se déclare ; tout les 2 ou 3 jours, la malade rend non-seulement des glaires isolés ou enveloppant le bol fécal, mais aussi des cylindres épais d'un blanc mat et moulés sur la cavité du côlon.

Ces accidents existent depuis plusieurs mois, avec le même caractère et s'accompagnent de douleurs plus ou moins vives. La constitution s'est en même temps détériorée ; Mlle X... a tous les attributs de la chloro-anémie, le teint est pâle, les forces sont anéanties et les fonctions menstruelles très-irrégulières.

Mlle X... vient à Plombières en 1867 ; elle suit pendant trois semaines un traitement régulier, composé de bains et de douches, avec un peu d'eau ferrugineuse aux repas ; le catarrhe intestinal diminue rapidement, les garde-robes, plus régulières, contiennent par moment encore quelques mucosités ;

elle quitte Plombières dans un état général infiniment meilleur qu'à son arrivée. Pendant l'hiver, la constipation reparaît et se montre de plus en plus opiniâtre.

Mlle X... revient, en 1868, à Plombières, suivre un nouveau traitement; grâce aux bains et aux douches ascendantes, la constipation disparaît, et la malade est pendant trois ou quatre mois dans un état très-satisfaisant sous ce rapport. Actuellement la maladie revient, et Mlle X... devra, cette année, se soumettre de nouveau à la même médication.

Cette observation nous montre les accidents graves qui peuvent résulter d'une constipation opiniâtre; sous son influence, nous voyons se développer une affection sérieuse du gros intestin, une entéro-colite chronique, qui amène peu à peu des troubles généraux, anémie, perte des forces, amaigrissement, etc. Les eaux de Plombières, si efficaces dans les cas de ce genre, guérissent rapidement l'altération de la muqueuse intestinale; leur action se fait aussi sentir dès la premiere année, sur la contractilité de l'intestin, la constipation cède momentanément pour reparaître au bout de quelques mois. C'est un fait assez commun que ce retour de la maladie; ce n'est, en général, qu'après plusieurs applications du traitement thermal qu'on parvient à vaincre définitivement la paresse de l'intestin, dans ces cas de constipation habituelle et si longtemps prolongée.

XXIIIe OBSERVATION.

Constipation ancienne.

M. X..., âgé de 52 ans, de constitution grêle, sèche, de tempérament nerveux, adonné à des travaux de cabinet, vient à Plombières en 1857, pour remédier à une constipation qui remonte, dit-il, aux premières années de sa jeunesse. Les selles n'ont lieu, en général, qu'une fois par semaine; elles nécessitent des efforts inouïs, que le malade cherche à rendre moins pénibles, en prenant de petits lavements froids. Le bol fécal est desséché, comme

pierreux, et la dernière partie est souvent coiffée par une sorte
de crachat muqueux et sanguinolent.

Les voies digestives supérieures, sans posséder une grande
énergie, n'offrent rien de remarquable, l'appétit est peu marqué,
souvent nul, et la langue est quelquefois pointue, rouge et pi-
quetée ; lorsque la constipation devient plus opiniâtre, le malade
accuse des douleurs dans la région lombaire, en même temps
que de la pesanteur de tête et des vertiges.

La saison d'été, passée à la campagne, a toujours exercé une
action favorable sur les fonctions intestinales ; mais à Paris, les
selles deviennent plus difficiles et plus rares.

Le malade arrive à Plombières, après avoir avoir éprouvé, un
mois auparavant, une légère diarrhée estivale, à la suite de laquelle la constipation est plus opiniâtre que jamais. M. X...
prend chaque jour un bain et une douche tiède et trois fois par
semaine une douche ascendante. Il quitte Plombières, sans
qu'il ait été possible de constater l'effet du traitement, car il n'a
eu, pendant son séjour, aucune évacuation naturelle. Un mois
se passe sans que la moindre amélioration se soit manifestée,
mais à partir de ce moment les selles, provoquées par les lavements, deviennent plus faciles ; puis, dans le courant de l'hiver,
elles se montrent seules à peu près deux fois par semaine. En-
couragé par ce résultat, M. X... revient l'année suivante faire
une nouvelle saison, suivie d'une guérison complète.

XXIVe Observation.

Constipation opiniâtre.

Mme X..., âgée de 50 ans, d'un embonpoint assez marqué,
vient de Marseille à Plombières pour se guérir d'une constipation des plus opiniâtres. Il est impossible de trouver chez elle,
aucun symptôme d'une maladie des organes abdominaux, il
n'existe ni hémorrhoïdes, ni tumeurs, ni aucun obstacle appré-
ciable, qui puisse expliquer la persistance de la constipation.

Mme X... ne va à la selle que tous les huit, dix ou quinze jours ;
quand la rétention des matières fécales s'est prolongée aussi
longtemps, l'appétit diminue, puis disparaît, la malade devient
triste, abattue, mélancolique ; il semble que l'état des voies
digestives inférieures réagisse sur le système nerveux général.

L'usage des lavements ne remédie qu'en apparence à la constipation; les résultats qu'ils amènent sont toujours incomplets, et et leur administration s'accompagne d'un trouble profond et douloureux.

L'examen de cette malade nous porte à penser qu'il s'agit chez elle d'une de ces atonies intestinales dans lesquelles les eaux de Plombières sont particulièrement utiles.

La malade prend chaque jour un bain tempéré de une heure à une heure et demie de durée; et tous les deux jours une douche ascendante rectale; un verre d'eau de la source des Dames, pris en deux fois, pendant la durée du bain, complète le traitement.

Tout le temps de son séjour à Plombières, Mme X... n'a pas eu d'autres évacuations que celles provoquées par la douche ascendante, mais elles étaient complètes, ce qui n'arrivait jamais avec les lavements; la douche ascendante, il est vrai, détermine dans le commencement, des troubles sympathiques, mais ils disparaissent peu à peu; il est probable que le traitement hydro-minéral, par sa continuité, élève l'organisme tout entier à un type qui lui permet de résister aux influences perturbatrices déterminées par les injections rectales.

Peu de temps après son départ de Plombières, Mme X..., à qui on avait défendu l'emploi des lavements, eut des selles régulières tous les deux jours, et cette amélioration a persisté depuis.

Dans le choix des faits que nous venons de présenter, nous avons cherché surtout à donner des exemples des maladies chroniques du tube digestif, qu'on rencontre le plus souvent à Plombières. Il nous eût été facile de les multiplier, mais nous avons dû nécessairement nous restreindre aux plus intéressants. C'est à dessein que nous n'avons pas donné d'observations d'affections organiques de l'estomac ou de l'intestin; il n'est pas rare cependant d'en rencontrer à Plombières, mais l'application du traitement thermo-minéral est inutile et souvent funeste dans ces maladies confirmées.

INDICATIONS DES EAUX DE PLOMBIÈRES DANS LES MALADIES CHRO-
NIQUES DE L'ESTOMAC ET DE L'INTESTIN. — CONCLUSION.

Nous venons de rapporter l'histoire d'un certain nombre de malades atteints d'affections chroniques du tube
digestif; tous ont été soumis, à Plombières, à la médication hydro-thermale, et tous en ont retiré des avantages
sérieux, soit immédiats, soit consécutifs. Pouvons-nous,
dans l'étude de ces faits, trouver quelques notions précises sur le mode d'action des eaux de Plombières, sur
leur efficacité ou leur impuissance dans les différentes
affections chroniques de l'estomac et de l'intestin ? Pouvons-nous, en un mot, établir nettement les indications
des eaux de Plombières dans ces maladies?

Il semble, à la lecture des observations, que nous avons
exposé une série d'affections diverses par leur nature et
leurs symptômes; il nous serait facile, en les faisant rentrer dans la nomenclature si confuse des maladies du tube
digestif, de leur donner à chacune un nom particulier.
Nous trouvons, en effet, parmi ces faits, toutes les formes
de la dyspepsie : la dyspepsie asthénique (obs. 5); la
dyspepsie sthénique et douloureuse (obs. 4); la dyspepsie
flatulente (obs. 9); pituiteuse (obs. 3); boulimique (obs. 2).
Nous y voyons des variétés de dyspepsie idiopathique,
sympathique et symptomatique; la dyspepsie diathésique,
arthritique (obs. 6), herpétique (obs. 7). La gastrite chronique, la gastralgie (obs. 2) peuvent servir de titre à
quelques-unes de ces observations; enfin nous voyons,
dans certains cas, l'anémie, la névropathie compliquer la
dyspepsie et lui donner l'apparence d'une forme particulière. Pour les maladies de l'intestin, nous trouvons

des faits qui se rapportent à l'entéralgie, à l'entérite chronique, au catarrhe intestinal, à la diarrhée séreuse, à la tympanite, etc.

Mais par l'étude attentive des malades, on arrive promptement à se convaincre que la différence entre toutes ces affections réside, la plupart du temps, dans la prédominance d'un symptôme. Toutes ces variétés nosologiques ne sont que de simples troubles fonctionnels se rattachant, tantôt à une maladie constitutionnelle, à une diathèse, ou un état général de l'économie, tantôt à une affection d'un viscère quelconque, tantôt enfin à de mauvaises conditions hygiéniques.

Il est possible, en s'appuyant sur la physiologie, de réduire à un petit nombre les troubles fonctionnels qu'on rencontre dans les maladies du tube digestif : toutes ces affections tiennent à des perturbations ou à des altérations de la sensibilité, de la contractilité ou à des vices de sécrétion de l'estomac ou de l'intestin; toutes sont sous la dépendance d'un trouble de la circulation ou de l'innervation abdominales.

Ce fait a une importance considérable; il nous explique comment des maladies, si diverses en apparence, mais constituées en réalité par un petit nombre de troubles fonctionnels, différents seulement par leur intensité, peuvent être avantageusement modifiés par une médication unique.

Les malades, qui viennent à Plombières pour des maladies du tube digestif, sont soumis à un traitement identique, mais variable dans ses modes d'application et dans ses effets.

En général, dans les maladies chroniques de l'estomac,

les eaux thermales sont peu employées en boisson ; elles sont souvent mal supportées, et leur usage doit toujours être l'objet d'une épreuve individuelle ; lorsqu'elles sont bien digérées, on retire quelquefois de grands avantages de leur emploi.

L'eau ferrugineuse, à l'intérieur, trouve souvent son indication dans les états cachectiques et anémiques déterminés par les affections intestinales longtemps prolongées ; mais il faut encore, dans ces cas, consulter la tolérance des divers organismes.

C'est surtout dans les applications externes que consiste le traitement hydro-minéral ; c'est à la peau qu'on s'adresse toujours de préférence, à cette vaste surface de sécrétion et d'absorption dont les fonctions sont constamment troublées dans les affections chroniques du tube digestif ; « Primarium cum cute consensum habet ventriculus » disait Lorry.

Les propriétés générales des eaux de Plombières vont nous servir de guide dans l'étude des indications de la médication thermo-minérale.

Nous avons vu, à propos de l'action physiologique, qu'elles étaient : 1º toniques et reconstituantes. Cette propriété fondamentale trouve son indication dans toutes les maladies chroniques du tube digestif qui, par leur durée, entraînent un trouble dans la nutrition et une altération de la constitution.

Suivant leur mode d'application, elles sont : 1º sédatives. Les bains tièdes, longtemps prolongés, calment d'une manière rapide et souvent inespérée, les vives douleurs de la dyspepsie douloureuse, de la gastralgie, et de l'entéralgie, et les névropathies multiples qui sont l'origine ou la complication de l'affection du tube digestif ;

ces bains, sédatifs par excellence, ont pour effet de régulariser l'innervation, de répartir dans toute l'économie l'influx nerveux concentré sur le plexus solaire, et de permettre à la digestion de s'accomplir sans exaspération douloureuse.

3° Les eaux de Plombières sont excitantes ; les bains chauds, et surtout les douches, simples ou écossaises, produisent cet effet ; c'est par ces moyens variés qu'on réveille la contractilité musculaire, dans les dyspepsies atoniques, flatulentes, dans les tympanites les ballonnements du ventre, la constipation, etc.; les contractions qu'on provoque dans les muscles de l'estomac et de l'intestin ne tardent pas à devenir habituelles, et il est fréquent de voir cette action salutaire persister après le traitement.

Dans les inflammations choniques de l'estomac et de l'intestin, dans les dyspepsies pituiteuses, dans les flux diarrhéiques et dysentériques, etc., la circulation abdominale est troublée, les vaisseaux de la muqueuse sont congestionnés ; il existe presque toujours une stase sanguine, dont l'effet se traduit par un ralentissement dans l'absorption et une exagération dans la sécrétion des glandes.

Les bains chauds et surtout les douches, en provoquant un mouvement sanguin vers la périphérie, ont pour résultat de lutter contre cette hypérémie de l'intestin et de faire cesser le trouble de la circulation abdominale.

En résumé, dans la plupart des maladies chroniques du tube digestif, il existe vers les organes abdominaux des concentrations vasculaires et nerveuses qu'il importe de dissiper ; on remplit cette indication, en faisant à la peau des appels énergiques, destinés à seconder l'action élective que les eaux silicatées sodiques arsenicales de Plombières exercent sur l'appareil digestif.

Nous venons d'exposer, autant qu'il est possible d'analyser des phénomènes aussi complexes, la nature de l'action des eaux de Plombières. C'est la connaissance de leurs propriétés générales et spéciales qui peut seule nous guider dans l'appréciation de leurs indications.

Une précision plus grande n'est pas possible actuellement, et ceux qui seraient tentés de la formuler se tromperaient souvent.

« On a voulu, dit Beau(1), tirer de la forme symptomatique de la dyspepsie l'indication de l'espèce d'eau que l'on doit administrer; ainsi par exemple, on est à peu près convenu de diriger sur Vichy les dyspepsies indolentes, et d'envoyer à Plombières les dyspepsies gastralgiques. Mais que de mécomptes dans cette répartition ! L'action favorable ou nuisible d'une eau minérale résulte beaucoup moins de la nature de la maladie que de la nature particulière et inconnue du malade, à qui, sans que l'on sache pourquoi, telle eau est favorable et telle autre est nuisible. »

Toutes les maladies chroniques de l'estomac et de l'intestin, à l'exception des maladies organiques, peuvent guérir à Plombières, et beaucoup y guérissent en effet. Mais il est absolument impossible de déterminer, *a priori*, quelle est la forme ou la variété qui résistera à l'action des eaux, ou celle qui sera le plus avantageusement modifiée par leurs propriétés thérapeutiques.

« Treize années de pratique à Plombières, dit M. Lhéritier (2), au milieu d'une clientèle nombreuse et variée,

(1) *Traité de la dyspepsie.*
(2) *Annales de la Société d'hydrologie*, 1865.

ont fait passer devant moi plus de 800 maladies de l'estomac et des intestins, avec les formes les plus variées,
les complications les plus étendues ; dans tous les groupes,
constitués par la prédominance de tel ou tel élément,
nerveux ou inflammatoire, rhumatismal ou herpétique,
j'ai eu des succès et des insuccès. Ce sont ces résultats,
le plus souvent inexplicables, qui m'ont imposé, jusqu'à
ce jour, l'obligation d'une grande réserve dans les indications précises des eaux de Plombières. »

FIN.

TABLES DES MATIÈRES.

CHAPITRE PREMIER.

DES MALADIES CHRONIQUES EN GÉNÉRAL.

CHAPITRE II.

DES EAUX DE PLOMBIÈRES ET DE LEUR ACTION PHYSIOLOGIQUE.

I. *Eaux de Plombières.*

CHAPITRE III.

DE L'EMPLOI DES EAUX DE PLOMBIÈRES DANS LES MALADIES CHRONIQUES
DU TUBE DIGESTIF.

A. Parent, imprimeur de la Faculté de Médecine, rue Mr-le-Prince, 31.

www.ingramcontent.com/pod-product-compliance
Ingram Content Group UK Ltd.
Pitfield, Milton Keynes, MK11 3LW, UK
UKHW022330070726
13614UKWH00003B/1026